病気じゃないからほっといて

―そんな人に治療を受け入れてもらうための新技法 LEAP―

著

ザビア・アマダー

訳

八重樫穂高　藤井康男

星 和 書 店

Seiwa Shoten Publishers

2-5 Kamitakaido 1-Chome
Suginamiku Tokyo 168-0074, Japan

I Am Not Sick, I Don't Need Help!

How to Help
Someone with
Mental Illness
Accept Treatment

by
Xavier Amador, Ph. D.

Translated from English
by
Hodaka Yaegashi, M. D.
and
Yasuo Fujii, M. D., Ph. D.

English edition copyright © 2010-2012 by Vida Press, L. L. C.

All rights reserved.

Japanese edition copyright © 2016 by Seiwa Shoten Publishers, Tokyo

訳者まえがき

　この本を手に取られて，表紙に戸惑われたでしょうか。これは著者の兄の Henry が統合失調症のための初回入院から家に退院した数日後の情景です。当時，駆け出しのサイコロジストでもあった著者は，薬がゴミ箱に捨てられているのを見つけて，兄に病気だから服薬するように説得したのですが，「もうなんでもないよ，そんなもの，もう必要ない，ほっといてくれよ」と言って，兄は怒って出て行こしている場面なのです。

　この本の著者の Xavier Amadar 先生は，その後コロンビア大学教授となり，重度の精神疾患をもった人の病識研究の先駆者の一人として，この分野を議論する際にはかならず引用される重要な研究を行い，多くの著書を執筆し，様々な分野で現在も活躍しています。そして，この本では兄との長い関わりと著者の多くの臨床経験が縦糸となり，これに横糸として動機づけ強化療法や認知療法などを織り込んで作り上げられた LEAP（傾聴‐共感‐一致‐協力）というコミュニケーション技法が，具体的，詳細に説明されています。入院を繰り返していた兄は，LEAP の成果によって安定し，二人の関係も良くなり，その兄弟の写真が裏表紙に載っています。

　LEAP の根本は，「人を説得してその行動を変えさせるためには，その人との間に信頼関係を築かなければならない」というごく当たり前のものです。しかし，多くのスタッフ・家族・そして関係者にとって，重度の精神疾患をもった人は「病人」であり，その人に病気を自覚させ，それを治療するとのメディ

カルモデルだけをこれまで用いてきたのではないでしょうか。この方法が間違っているわけではありません。しかしその病人が病気を受け入れない場合には，このやり方だけでは先に進めず，本人と治療者や家族との間に「否認のダンス」が始まり，結局は入退院を繰り返す回転ドア症候群（わが国では長期入院になるかもしれません）になってしまうのです。

　著者は，重度の精神疾患をもった人では，自己概念を更新できなくなっており，その背景には脳の機能障害が存在していることを明らかにしています。そしてそのような場合でも，LEAP を用いて信頼関係を築き，たとえ病気だと自覚できなくても，必要な治療や援助を受け入れ，継続し，その人なりの人生の目標に近づけることが可能であることが，具体的に述べられています。

　本書は誰のための本なのでしょうか。まずこのような方を身内に抱えてなんとかしようと思っている家族のためのものでしょう。Matt 君とその両親の関係性が大きく変わって，それが病状の安定に結びついたように，LEAP は病識の乏しさに起因した難しい状況を大きく変えられるポテンシャルを持っています。もちろん，重度の精神疾患をもった人に関わっている治療者にも強くお勧めできます。あなたが精神科医や看護師でしたら，薬をのんでくれない，あるいは薬をつづけると言っていたが，退院するとやめてしまう人との関わりに悩んでいるに違いありません。この問題の解決にこの本は役立ちます。私は 30 数年精神科医をしていますが，この本によって自分の体験を再整理する中で，新たな力を得られたと思っています。そして，なにより本書は，重い精神疾患をもった人を理解し偏見を

減らすことに役立つでしょう．そのような意味で，ぜひ一般の多くの方々に読んでいただきたいと思います．

　もう一つの重要なことがあります．本書によって米国での家族や精神医療の状況，特に精神科救急の実情や強制入院・強制通院制度，そして持効性注射製剤の有用性などがまさに手に取るようにわかるという点です．もちろん日本と状況は少し異なるのですが，問題の本質はまったく同じであり，これらは我々にとって得がたい情報になるでしょう．

　本書の初版は 2000 年に米国で出版され，2004 年に日本語訳が出版されました．この 10 周年改訂版の内容は，著者の前書きにあるように，初版より大幅に充実しています．今回の翻訳にあたり，著者の伝えたい意味を日本語に置き換え，読者に分かってもらえることを最優先し，懸命に取り組んだつもりです．今回の本書の日本語訳の刊行が，重度の精神疾患をもった人へのわが国における治療と支援の取り組みを充実させ，再入院を減らし，その人々や家族の目標達成に，すこしでも役立つことを願ってやみません．

　　　　　　2016 年 3 月　山梨県立北病院　精神科　藤井康男

〈目　次〉

訳者まえがき …………………………………………………… iii
Pete Earley 氏による第 2 版のまえがき ………………………… viii
10 周年記念版のまえがき ……………………………………… xiii

はじめに ………………………………………………………… 3

パートⅠ　病気を認めないこと，そこに隠された真実 …… 11
第 1 章　よくある問題 ………………………………………… 13
第 2 章　関わりと治療の継続 ………………………………… 28
第 3 章　問題の根源　病態失認（Anosognosia）についての
　　　　 新たな研究 …………………………………………… 43

パートⅡ　LEAP を使って支援する ………………………… 69
第 4 章　正しいやり方と誤ったやり方 ……………………… 71
第 5 章　LEAP を身につける ………………………………… 85
第 6 章　傾聴（Listen） ……………………………………… 93
第 7 章　共感（Empathize） ………………………………… 156
第 8 章　一致（Agree） ……………………………………… 171
第 9 章　協力（Partner） …………………………………… 187

パートⅢ　警戒を続け，そして次のステップへ ………… 201
第 10 章　警戒を緩めないこと：アドヒアランス不良問題 ‥ 203

第 11 章	まず行うべき治療	205
第 12 章	強制的治療	217
第 13 章	どのようにしたら良いのか	235
第 14 章	強制的治療の後にどうするのか	256
第 15 章	驚くべきこと	269

パートⅣ　LEAP の理論, 研究成果, そして実践的アドバイス
………… 277

第 16 章	LEAP の理論と研究成果	279
第 17 章	精神病に心理療法を行うべきか	289
第 18 章	暴力と精神疾患	297
第 19 章	DSM-5 と病態失認	302
第 20 章	Henry	307

謝辞	313
引用文献	315
推奨文献	320
推奨できる組織や団体	323
LEAP クイックスタートガイド	329
著者紹介	331
訳者あとがき	333

Pete Earley 氏による第 2 版のまえがき

「父さん，あなたの息子が自殺したら，どう思う」

　高校生だった息子の Mike がこんなことを言い出したので，私は彼を救急外来に慌てて連れて行きました。息子は車に貼られているシールに秘密のメッセージがこめられているなどと言ったり，急な感情の揺れを経験していたのです。病院に着いたとき，「きっとお医者さんはどうしたらいいか知っているだろう」と思って，私は本当にほっとしました。

　4 時間後，ようやく医師が現れて，Mike にちょっと質問した後で，彼のためにできることはなにもないと言いました。それで Mike は自分が病気ではないと信じ込んでしまい，抗精神病薬の服用を拒絶したのです。

　その医師は Mike には自傷他害（自分を傷つけたり，他人に危害を加えること）のおそれは著しくはないと考えたのでしょう。その結果，私の息子は明らかに妄想的であるにも関わらず，ほっておかれることになったのです[*]。

　次の 48 時間で，Mike はどんどん悪くなっていきました。そこにいた妻にしてみれば，自分の子供が精神的に最悪になるのをただ見ているだけなのは，どんなにつらかったでしょうか。もちろん，私はなんとかしようとしました。「処方された

---

[*]訳注　このような結果になったのは，米国では日本での医療保護入院に相当する制度がないことが関係しているでしょう。

抗精神病薬をのめば，お前の考えがもっとはっきりしてくるよ」と話しましたが，息子は「僕の考えはなにも間違っていない」と答えたのです。「お前には妄想があるんだ」と分からせるように試みましたが，彼はまったく同意しませんでした。最後には私は「お願いだから，私のために薬をのんでくれ」と懇願したのです。だが，息子は「病気じゃない」と繰り返して，のもうとしませんでした。何時間もの言い合いをして疲れ果ててしまった後に，ついに私は「薬をのむか，家を出て行くかどっちかにしろ」と息子に要求してしまいました。この脅しは事態をさらに悪化させただけでした。結局，家の外で彼に起こるであろうことを恐れ，私は手を引きました。翌朝，朝食のシリアルに薬が砕いてまぜられているのを見つけたとき，Mikeはひどく怒り出しました。

　48時間後，Mikeは警察に保護されたのです。彼は朝になって，外に抜け出してしまい，どういうわけか自分が汚れていると思い込んで，ある家に侵入して泡風呂に入っていたのです。幸いなことに，その家の家主は外出していました。Mikeを押さえつけるのに6人の警察官が必要になり，彼は2つの罪で訴追されました。

　どうしていいのか分からなかったのですが，私はNational Alliance on Mental Illness（NAMI）に連絡を取ってみました。これは米国で最大のメンタルヘルス組織であり，そこのボランティアはAmador先生のこの本をすぐ読むように教えてくれました。

　読んでみて，まったく驚いてしまったのです。私がMikeを救おうとしてやったことはすべて誤っていました。私の行動は

事態を鎮めるどころか，Mikeと私の間を裂いてしまったのです。私は彼の話を傾聴（Listen）しなかったし，共感（Empathize）もせず，一致（Agree）もできず，最終的には彼との協力関係（Partner）も築けませんでした。この4つの基本原則の頭文字を組み合わせたものがLEAPで，Amador先生が，精神疾患に罹った人とどのように接し，話をしていくのかを親たちに教えるために作成したものです。Mikeと言い争ったとき，私はイライラして，気が動転していました。Amador先生の本には，両親，兄弟，子供達，そして友人達のために作られた，わかりやすい「まとめ」があります。この本を読んでいて，自分は孤独ではないこと，Mikeと私のような状況に，多くの人々が直面していたことがよく分かりました。

Amador先生のアドバイスは，臨床心理士としての長年の経験から得られたものですが，同時に，先生はコロンビア大学の精神科教授であり，NAMIの研究ディレクターで，New York State Psychiatric Institute（ニューヨーク州精神科協会）のディレクターでもあります。そして先生はNBC（National Broadcasting Company：米国の3大ネットワークの一つ）ニュースのコンサルタントとしても働き，多くのテレビのニュースショーにも出演しており，メディアで定期的にコメントを出したり，National Institute of Mental Health（米国精神保健研究所），在郷軍人機関，米国司法部門などにアドバイスのために呼ばれたりしています。さらにAmador先生はTheodore Kaczynskiの「Unabomber」裁判，Elizabeth Smar誘拐事件，Zacarias Moussaouiの「Twentieth Hijacker」事件などで専門家として証人にもなっています。

しかし，Amador 先生にはさらに別の側面があることにも，私は注目しました。先生の兄の Henry は統合失調症になっているのです。このことは私にとってとても重要でした。なぜなら Amador 先生は専門家としての経験だけでなく，個人的な関わりが彼の研究にはあるからです。LEAP を作った理由の一つは，先生が彼の兄弟をより良く理解するためなのです。

結局，私の息子は2年間の保護観察となり，その期間は規則に従いました。彼は治療に出かけ，グループセッションに参加し，薬を服用しました。しかし，法で定められた処罰が終了した数ヵ月後，Mike の病気が頭をもたげてきました。私は Mike が薬を中止していたことを知って呆然としたのです。我々が経験してきたあらゆる事態にも関わらず，彼は薬をやめたのです。私は気持ちを押さえられず，「なんで，またこうなんだ，なにも学んでいないのか」と彼に叫んでしまいました。けれども，妻は Amador 先生の本を思い出すように私に諭したのです。そして，LEAP を用いることによって，妻は息子の同意をとりつけ，彼はまもなく服薬や治療を再開できました。

この新たな版は，Amador 先生の革新的な本を改訂したものです。彼は精神疾患に「気づかない」ということは，病気によってもたらされた症状だと説明しています。この症状があるかどうかを，病気になってしまった人が選択することなどできないのです。米国で制定された法律である Health Insurance Portability and Accountability Act（HIPAA：医療保険の相互運用性と説明責任に関する法律）のために，しばしば，自分の子供の病気について知ることや，その治療に参加することができなくなってしまっています。このギャップを埋めるため

に，家族や医師への現実的なアドバイスを先生はしてくれました。そして，米国の精神医療に関係する法律について，分かりやすい言葉で説明してくれました。この本の最初の版を発行して以来，Amador先生は300回以上の講義を行い，数百回のLEAPワークショップを行ってきました。彼はこれらのセッションから情報を得て，この新しい版に付け加えたのです。そこには，典型的なシナリオが書かれており，使っていい表現と絶対に使ってはいけない表現が示されています。これはAmador先生がいつも近くにいてくれるようなものです。

　ある夜のAmador先生のサイン会の時，ある男性がなにも持たずに先生に近づいてきました。彼は読み込んでいた先生の本は家に置いてきてしまったけれど，「自分の息子を返してくれた」先生と握手をしたかったから，列に並んだのだと話していました。

　私もまったく同じ思いなのです。

Pete Earleyは『Crazy：A Father's Search through America's Mental Health Madness』の著者です。彼はワシントンポスト紙の記者でしたが，ニューヨークタイムズでベストセラーとされたいくつもの本の著者です。

10周年記念版のまえがき
Xavier Amador（2012）

　なぜ私は10周年記念版を出すことにしたのでしょうか。それはちょうどいい区切りだったからとお思いでしょうか。もちろん自分の10歳の誕生日は，うれしかったですし，昨日のようによく覚えています。本書が発売され10年になったことを，誇りに思っていますし，本当のところはちょっと恐縮しているんです。私はこの本がこんなことになるとは考えずに，自分の興味から書き始めたのですが，家族，医師，看護師，セラピスト，警察関係者，さらには政策立案者に至るまで読まれるようになりました。驚いたことに，フランス語版，スペイン語版，ハンガリー語版，中国語版，日本語版が出版され，さらに多くの言語に翻訳されている最中です。でも初版からちょうど10年がたったので，改訂版を出そうとしたのではありません。この10年間で多くの経験をして，新たな科学の進歩がもたらされ，さらに多くの人々が，病識欠如，病態失認の本質，治療オプションなどの情報，そして精神疾患にかかっているけど自分ではなんでもないと思い込んでいる人を助ける方法を求めるようになっています。だからこそ，この10周年記念版を書いたのです。

　あなたが前の版をお持ちでしたら，ちょっと見にはこの10周年記念版は1/3だけ長くなり，新たに7つの章が追加されただけのように思うかもしれません。でも読んでみれば，以前にあった章も全て書き換えられていることに気づくでしょう。今回の改訂の目標は，研究成果を最新のものにすること，そして

精神疾患はあるけれど，病気はないと思っている人に，どのように関わり，彼らを引きこんでいくのかのアドバイスをより実践的で詳細なものにすることです。あなたはいくつかのLEAPツール（LEAPで使われている特異的なコミュニケーション技法を，こう呼ぶことにしたのです）を学ぶことができます。この記念版にはLEAPに基づいて行われた最新の研究，LEAPの研修方法，そして統合失調症やその関連障害，双極性障害に罹患している人々の服薬アドヒアランスを100％に近づけることの大切さを示した新たな研究についても書いてあります。さらに，医師が統合失調症，統合失調感情障害，双極性障害などの患者を診察する際に，なぜ病識の評価や病態失認の診断が必要なのかについても述べました。その人が自分を病気と思っているのかどうかは，治療計画を立てるのに欠かせないことなのです。

　もう30年以上前になりますが（1981年のことです），私は病気の否認がどれほど大変な事態に結びつくのかを初めて体験しました。私の兄が統合失調症のための初回入院から家に退院してきたのです。投薬によって兄は普通に戻っていましたが，帰ってきて数日後に，薬がゴミ箱に捨てられているのを見つけたのです。私はなんで捨てたのか聞いてみました。そうしたら，

　「もうなんでもないよ，そんなもの，もう必要ない」と兄は答えました。

　これは，兄が病院で言われていたこととはまったく違うので，私は「先生はこれからずっと薬を続けなければならないよと言っていたじゃない，やめちゃだめだよ」と言ったのです。

その後のやりとりは次のようなものでした。
　兄「そんなこと言っていなかった」
　私「言っていたよ，家族も一緒の時に聞いたじゃないか」
　兄「いや，先生は病院にいる間だけのめばいいんだと言っていた」
　私「それじゃなぜ家でのむ薬を先生は処方したの」
　兄「それは，また具合が悪くなった時のためだよ。今は問題なし」
　私「そうじゃない，先生はそんなこと言っていなかった」
　兄「言っていたよ」
　私「なんでそんなにわからんちんなんだ，僕の方が正しいことを知っているくせに」
　兄「俺のことなんだから，ほっといてくれ」
　私「兄ちゃんが病気になったら，それは家族みんなの問題になるんだ，僕は心配だ」
　兄「心配する必要なんかないよ，なんともないんだから」
　私「今は良くなっているけど，薬を続けていないと悪くなるよ」
　兄「先生はそんなこと言っていなかった」
　私「それじゃ先生に電話しよう，それで分かるでしょう」
　兄「そんなこと話したくない，ほっといてくれよ」
　そう言って，兄は出て行ってしまいました。

　どんなに正しいことを繰り返して話しても，Henryは拒否するばかりでした。そして，言い争っている内に，2人の間はどんどん険悪になっていったのです。

私は，兄がわからんちんで，未熟だと思いました。私が責め立てたり，脅したりしたので兄は怒ってしまい，自分の殻に閉じこもってしまいました。私が兄の拒否に対してとった方法は，まったく効果がなく，事態を悪化させただけでした。2人はさらなる言い争いと否認のサイクルの中に取り込められてしまい（これは denial dance "否認ダンス"と呼ばれるものですが），2人の関係は，さらに離れてしまいました。このような話をした時は，いつも兄は怒って出て行ってしまうのです。そして，結局再発して，再入院になったのです。

　1989年に否認の問題についての勉強を始めたときには，この分野には10個の文献もありませんでした。本書の最初の版が出版されたときは，それが100以上になっていました。4年後の改訂版の時には，200を越すようになり，現在では300に近づいています。この問題に関する新たな研究が雪崩のように押し寄せています。そして「病気じゃないからほっといて」と言っている人にどのようにしたらいいのかの検討も続いています。本書に書かれていることによって，多くを学べるでしょう。

　この10年以上の期間に，私は否認とそれに対しての本書で示している解決法（すなわちLEAP）についての数百回の講演やワークショップを行ってきました。LEAPのセミナーは米国中で行われましたし，さらにフランス，ベルギー，オーストラリア，ニュージーランド，英国，ハンガリー，ポルトガル，トルコ，そしてスペインの多くの都市でも開かれたのです。

　要望が多いため，同僚と一緒に，「LEAP Institute」と名づ

けた研修と研究組織を立ち上げました（インターネットで LEAP Institute.org に情報や無料の資料があります）。私たちはうまくいく方法や，そうでないことについて，多くを学んだのです。この 10 年間で，世界中の何千もの患者，家族，そして治療者達の経験や新しい研究成果からも私は多くを学びました。これが 10 周年記念版が必要だと感じた理由なのですし，ただ単に 10 年たったからなどということではないのです。私は本書がずっと実践的で情報に富んだものになったことで，とてもわくわくしていますし，あなたも同じように感じるでしょう。

　私は，ここで初版に私が書いた前書きを引用したいと思います。

「病識欠如について講演をした後で，私は壇上でとり囲まれ，2 時間近く話をしました。そこで家族達は，なぜ援助を受け入れないのかについて，もっと知りたいし，アドバイスがほしいと述べたのです。もっと学びたい，そして自分たちのフラストレーションを分かってくれる人に話を聞いてもらいたいとの切実な思いは，私の目を開かせるものでした。そして，私にはもうよく分かっていた新しい研究結果が，その結果を知ることでもっとも得るものが大きい人々には，なお届いていないことに気がつき，衝撃を受けたのです。それだからこそ，私は本書を書いたのです」

　10 年たった現在でも，多くの臨床家や家族はこの問題に関する研究成果について学んでいないのが，本当のところです。数え切れないほどの知識があふれていますが，病識欠如の問題については，本書に述べられているような科学的成果にふれる機会がなかったのです。私の最終的な望みは，本書によって科学的成果と実践の間の溝を埋めることなのです。

病気じゃないから
ほっといて

はじめに

　この本を読もうとしているあなたは，身内にかなり深刻な精神疾患の人がおられるのか，もしくはそんな患者を治療しようとしているのでしょう。きっとその人は，「病気じゃない」と思っていて，病気を防止し，回復に欠かせない薬をのんでいないに違いありません。たとえ薬をのんでいたとしても，きちんとはのめていない。それで，あなたはずいぶん色々と工夫をしたけれど，うまくいかなかった。だから，なんとかするために役立つ情報を必死で探しているのだと思います。

　本書のパートⅠでは，治療や援助を拒否するという問題の本質と広がりについて，まとめてあります。もし切迫した状況を抱えている場合は，パートⅡのLEAPの章から読み出す方もいるでしょう。それでもいいんです。LEAPとは，精神疾患をもっているが病識が欠如している人から信頼を得るのに役立つコミュニケーション技法です。この方法によって，その人と「良い友達」のようになれれば，きっと治療や住居などさまざまな支援も受け入れてくれるでしょう。もしあなたがさらなる緊急事態にあるのでしたら，パートⅢから読み始めたくなるかもしれません。そこには，アシスト付き治療（入院や通院での強制的治療）をいつ，そしてどのようにして確保するのかについての実践的なガイダンスが書かれています。たしかに，パートⅠを読み飛ばすというのも，本書の使い方として「あり」なのかもしれません。けれど，あなたの抱えている物事がなんとか一段落したら，パートⅠの３つの章をじっくり読むことを，

強くお勧めします。

それは,パートⅠに含まれている情報があなたに欠かせないものだからです。そこには最新の研究成果が紹介され,あなたが助けようとしている人達が,なぜそんなに「分からず屋」になってしまっているのかが理解できるようになっています。これらの病気がある人にしてみれば,治療者や家族は,非難ばかりしている敵のようで,とても味方とは思えないのです。こちらとしては,なんで助けようとしているのに,それを受け入れてくれないのか,頭を抱えてしまうのですが,こんな状況が分かれば驚くことはありません。精神的な病気を抱えた人が治療を拒否するのは,大体は脳の機能障害のせいで,自分ではどうにもならないのですから,それを個人的な問題だとしたり,わざと拒否しているんじゃないかと責めたりしてはいけないのです。

私は専門家や一般の方々(家族や本人など)に数え切れないくらい講義をしましたが,ある人は私の所に来られて,新しい研究からの知識によって罪悪感が和らいだと話してくれました。ちゃんと情報を知ったので,たとえ支援を拒まれても,非難や怒りの気持ちを減らせたとの意見も多く聞くことができました。助けようとしている人に対して,怒りや非難(そうなるのはごく普通で,当然ですが)を感じてしまうと,やろうとしていることの効果が薄くなってしまい,前向きな協力ではなく,好ましくない敵対関係を生むことになってしまいます。

そして,あなたが治療や支援を受け入れてもらおうとする試みを続けることがなぜ大切なのかを学ぶことも重要なのです。薬物治療の開始が早いほど,予後は良好で,入院回数もより少

なくなり，入院期間も短くなることが研究で示されています。あなたが，助けを全く求めていない人たちに対する中で，自分自身の決意を保つことが難しくなることもあるでしょう。だからこそ，その治療をやり通すことが，いかに欠くべからざることなのかを知っておかなければなりません。

問題の本質とそれになぜ急いで取り組まなければならないのかが分かったら，パートⅡで紹介されている病識欠如や治療拒否に対しての新しいアプローチを理解し，実行する準備が整ったことになります。あなたがこれから学ぶLEAPは，病識や薬物アドヒアランスに関する報告からだけでなく，近年のプラセボ対照研究の結果や，患者や家族との関わりや治療者へのスーパービジョンなどから得た私自身の臨床経験に基づいたものです。

LEAPによってその人の服薬や支援への拒否を絶対になくせる保証はできませんが，そのガイドラインに忠実に従っていただければ，その人との緊張感を減らして信頼感を高められます。その結果，その人があなたのアドバイスを聞いてくれる可能性を大いに高められることを約束します。私のこれまでの経験や公表されてきた研究から，なんらかの適応があるとされる場合なら，きっととても良い変化を引き起こすことができます。

病気への否認や治療拒否などの問題に取り組んでいれば，あなたは多くの家族や治療者が経験する難しいジレンマに向き合うことになるかもしれません。それはあなたの州では，精神科の法律によって投薬を強制できるか否かという点です。このようなことは，治療過程のきわめて重要な要素になることもあり

ますが，行うタイミングがとても大切で，精神疾患がある人との結びつきを壊すことなく，むしろ最終的にはそれを高められるようにして行うべきです。本書のパートⅢには，入院や外来における強制的治療[1]をその人にいつ行うべきなのか，行うべきでないのかについて焦点を当てています。そこでは，強制的治療をいかにして始めるかなどの基本的な仕組みだけでなく，この種の介入方法が，関連する多くの人々に引き起こす難しい感情にどう対処するのかについても学ぶことができます。なんとか治療に繋げたいと思っている人との信頼やチームワークを築くためにいかにこの制度を用いるか，裏切ったと言われて責められた場合や罪の意識にとらわれた場合の対処方法などについても十分説明してあります。

入院治療になる時は，そのほとんどはどうしようもないことが多く，目の前のことしか考えられないものです。でも，その人が病院から退院した後に，あなたはその人からの信頼を獲得し，共に歩むことはできるのです。私はそれを実現する戦略を，みなさんに紹介します。

最後のパートⅣにはさまざまなことがまとめてあります。LEAPの理論的・科学的根拠，症状軽減に有効とされるLEAP以外の精神療法，そして統合失調症や双極性障害など

(注1)　米国では多くの州に強制通院制度についての法律があります。一定の条件に合致する場合には，これらの法律によって，家族や臨床医は，精神障害がある人に対して，本人の意志に反してでも，入院させずに強制的に通院させる裁判所の命令を得ることができます。
訳注：日本では強制通院制度はありません。今後の重要な課題の一つです。

の診断基準についてどのような変更が議論されているか等々です。その人自身が病気に気づいているのかどうかを評価し，記述することによって初めて，意味がある治療計画を立てられるということを強調したいのです（彼らが必要とも思っていない薬を調合してもらうよりも，LEAP や動機づけ面接法が大切なことがあるのです）。

　最後の章では Henry の死について述べます。より正確に言えば，彼の人生，そして彼のガールフレンドや友達，ケースワーカー，そして弟である私との関係についてです。LEAP は我々との関係を保ち，長年にわたって喜びや希望を与えてくれました。それと同じように，最後の章で皆さんのインスピレーションとモチベーションを引き出したいのです。この章では，Henry がいかに無私無欲であったかを示す中で，皆さんとなにかを共有したいと思っています。

　この本の最後には，これまで紹介してきた主な介入方法の簡潔なまとめがあります。これはまさに LEAP の虎の巻です。そこには，治療や支援，さらにはあなたの友情や助けすらも拒否している人を説得するために重要なツールが簡明に載せてあるので，きっと役に立つでしょう。

　病気の人を抱えた家族すべてに，家族などによる団体（例えば NAMI）などを調べて，参加されることをお勧めします。そのために本書の最後にこれらをリストアップしておきました。そうすれば，孤独感を減らし，病気の人の生活をより良くするためのサポートを得られるだけでなく，家族に精神疾患を抱えた人がいることへの後ろめたさや恥ずかしさなどの気持ちを和らげてくれます。そんな気持ちになる必要はありません

し，それは病気の人を助けようとするあなたの邪魔になるだけです。

ずっと長い間，統合失調症を患っている兄のことで，私は恥ずかしい思いを持っていました。彼が脳の疾患に罹っているんだということが分かっていて，それについて恥じる必要などないのに，そのような団体を避け，同僚には兄の病気を秘密にしていました。同じような状況にある人々と話してみて初めて，恥ずかしいという気持ちを捨てられたのです。私の体験からも，精神疾患に関係するミーティングやカンファレンスに参加する気にはなれないという気持ちはよく分かります。でも，家族の問題について話してはいけないという本能的な思いによって，問題を解決するのに必要な支援や情報を得られなくなっているのは皮肉で悲しいことです。

しかし，あなたが参加にはためらっていたとしても，そのような団体から色々な情報などを得ることはできます。団体が行っているミーティングに一度も参加しなくても，そのウェブサイトやこれらの団体が提供しているほかの出版物から学ぶことができます。私もこれらの団体から多くのことを学びましたし，私のような状況の家族が沢山いることだけでなく，精神保健関係の法律，研究資金，そして治療法の改善などの点についてもこれらの団体には影響力があることを知って心強く思いました。

治療者である読者に対しては，重度な精神疾患を抱えたあなたの患者が，たとえ病識がなく援助を拒絶していても，彼らの心を動かすことができるという希望を与えるように努力するつもりです。精神保健福祉の専門職であっても家族であっても，

時にはどうしたらいいのかと絶望的な気持ちになることがあるかもしれませんが，この本でそんな気持ちを晴らすお手伝いができます。それで希望を取り戻せれば，あなたはきっと大きな力を発揮できるでしょう。

パートI

病気を認めないこと，そこに隠された真実

幸せとは，視野の広い深遠な知識をもつことです。
その知識とは，
嘘と真実，低俗なものと高尚なものを見分ける力です。

ヘレン ケラー

知覚は，眼前のものからの感覚を通して得られたものと
自身のこころに由来するものからなっており，
後者のほうがより大きな部分を占めることがあるかもしれない。

精神活動において
即座に反応する身体部位は脳であるという事実は，
今日大変広く受け入れられているので，
私はその説明に時間を割く必要はないようだが，
それは仮定であるだけなのだとしておきたい。

ウィリアム ジェームス
The Principles of Psychology 第1号前書き（1890）

第 1 章　よくある問題

「病気じゃないからほっといて」
Henry Amador 氏が著者に述べた。

April Callahan さんは「兄はひどい病気だけど，薬の服用をずっと拒んでいました。私たちは何とか彼に薬をのませようとしていたんです」と言っていました。彼女は，米国国会議事堂で警備員 2 人を銃撃したかどで告発されている Russell Weston 氏の妹です。母の Arbah Weston さんも「息子はあんなことしたくはなかったと思うんです，でも 41 歳の男を，私たちはどうすればいいんです，車に放り込むなんてできませんよ」と話したのです。
1998 年 7 月 26 日の AP 通信

「David Letterman 宅に押し入って来たのは母の病気のためなんです。母は治療も，そして自分の問題を認めるのもひどく嫌っていました」
Anna-Lisa Johanson さんが著者に述べた。

「私の母は,彼の所にキャンプでもして,助けを受け入れるように説得してほしいと言っていました。でも兄にしてみれば,問題があるのは私たちの方で,彼自身ではなかったのです」

Ted Kaczynski 氏(ユナボマー[*])の弟である
David Kaczynski さんが著者に述べた。

「今回の躁病が良くなって,Jeff は薬を続けるのが必要だとようやく分かってくれたと思いました。でも先週,彼はまたしても lithium[**]をやめてしまったのです。良くなったから,もうこれ以上は必要ないって言うのです」

Julia さんが著者に述べた。

---

[*]訳注 1978年5月から1995年にかけて全米各地に爆発物を送りつけ,3人が死亡,29人以上が重軽傷を負った事件。犯行を行った Ted Kaczynski は 25 歳でカリフォルニア大学バークレー校の助教となったが,大学をやめて電気も水道も通っていない山小屋での生活をしていた。

[**]訳注 リチウム。躁うつ病の治療および予防薬

「精神疾患を抱えた人々の多くは，自分の病気を否認し，それゆえ治療を拒否する」という問題には皆が気づいているんじゃないでしょうか。でもそれは新聞の見出しとしてだけで，本当のことを分かっているかは別ですが。そんな病気の人々と関わりになった者として，自分や家族がこんな見出しと関連しているのかと思うと，けっしていい気持ちはしません。Juliaさんの陥ったどうにもならない状況は，ニュースの話題にはならないでしょうが，これは米国の何百万もの家族，そして世界中の何千万もの家族が直面している問題を浮き彫りにしています。そして，いつも読むような暴力や自殺などの事件の記事などより，ずっとありふれた話なのです。しかし，Juliaさんの前に紹介したような大事件の事例と同様に，Jeffさんも，自分が病気とは思っておらず，薬をのもうとしません。彼の否認や拒否によって，とんでもないことは生じないのかもしれませんが，ほぼ間違いなく病気の悪化を招き，チャンスを失い，大切な人との関係を壊すことになるでしょう。

　双極性障害や統合失調症に罹ってしまった人々の多くは，自分の病気をその時だけのものと考えてしまいます。短い間だけは，Jeffさんは自分の病気を認識して，処方された薬を服用していました。しかし，それが良くなると，もうlithiumをのみ続ける必要はないと判断したのです。Jeffさんは，lithiumを感染症に対する抗生物質と同じように思っていたのでしょう。薬のビンが空になれば病気も良くなったはずだという訳です。でも実際には，躁うつ病に対するlithiumは，糖尿病に対するインスリンと同じようなもので，病気の再発やさらには死をも防ぐために毎日の投与が必要な化学物質です。双極性障害や統合

失調症のどちらもが死亡する可能性がある疾患（10 〜 15% が自殺で死亡する）ですから，このような比較はまさに適切です。

 Jeff さんの場合は，時には薬をのんだわけですから，まだましなのかもしれません。なぜなら，重症の精神疾患[2]にかかってしまった人々の多くは，自分が病気であることをまったく認識せず，薬の服用を拒否するのです。

 「ユナボマー」として知られる Theodore Kaczynski 氏の弟の David Kaczynski さんは「兄は 20 年に渡って国を恐怖に陥れたけれども，自分の家族の元には，重度の精神疾患の人と関わりがある人々から，数え切れないほどの支援，理解，そして哀悼の意を示す手紙が送られてきました」と私に語ってくれました。David さんや彼の母親の場合と同じように，多くの人々が，病気を否認する人々へのケアで生じてくる無力感や心痛を体験していたのです。私自身もそれで手紙を書いた 1 人でした。私も自分が置かれている状況を，他の人々と同じように，Kaczynski 氏の家族になぞらえていたのです。ただ私の場合，兄の Henry が全く暴力的ではなかったことは幸いでした。もちろん，このような病気に罹っている人々の圧倒的多数は暴力的ではないのです。

 ニュースの見出しになるような悲劇はめったに生じませんけ

（注 2） 多くの精神疾患（例えば，うつ病，不安障害，パーソナリティ障害など）はかなり重症になることがあります。しかし，私は「serious mental illness：重度の精神疾患」という用語を，統合失調症，統合失調感情障害，双極性障害（躁うつ病）などを含んだ精神病性疾患に対して用いることにします。

れど，家族の絆や治療者の気持ちをぐらつかせるような出来事はよく起こります。薬がごみ箱に捨てられていたとかマットレスの下に薬が押し込まれているのを見つけた時，「ほっといてもらいたい，問題はあなた達にあるんだ」と言われた時，医師の予約がすっぽかされた時などなど，くりかえされることに私たちはどうしようもなくて頭を抱えてしまうのです。時には，逃げ去るのは私たちでなく，本人[3]がそうしてしまいます。何時間，何日間，何週間，そして何年間もの間，彼らは姿を消してしまうのです。私の兄のHenryも何日間も姿をくらましましたし，ヒッチハイクで国中を旅することさえありました。そのようなことをする人の中には，ホームレスになったり，投獄されたりで，匿名で新聞の見出しに登場する者もいます。それはかつて私が最も恐れていたことだったのです。

　重度の精神疾患に罹っている人々は全米でおよそ600万人おり，世界中では何億人にもなります。最近の研究結果によれば，これらの病気に罹っている人々の約50%では，自分が病気であるとは思わず，彼らのために処方された薬の服用を拒否

（注3）　本書は重度の精神疾患に罹っている人を助けようとしている一般人や専門家のために書かれているので，援助の対象となる人を指す言葉が，色々と使われています（例えば，患者，当事者，家族の一員，愛する人，など）。私は，「愛する人」，「家族の一員」，「親類」などの表現を使うことが多いと思います。精神保健の専門家がこの本を読まれる場合は，これらを「患者」「利用者（クライエント）」「コンシューマー」などに置き換えて読んでください。
訳注：翻訳にあたっては，その人，本人，精神疾患をもっている（罹っている）人などの表現を用いました。

することが明らかになっています。つまり，300万人の重度の精神疾患に罹っている米国人が，病気だと自覚しないでいるのです。これらの問題がどれほどの広がりをもっているのかを，おわかりになったと思います。ではこのことに関わりを持つ家族はどのくらいいるのか，考えたことがおありでしょうか。両親を数えただけでもその数は2倍になり，さらに兄弟や子供を1人だけずつ加えたとしても，その人数は驚異的な数に上ります。本当の見出しは「病気を否認し，治療を拒否する精神疾患の人を身内に持つ米国人は一千万人以上」となります。

大多数の研究によって重度の精神疾患患者の約半数が薬を服用しないことが明らかになっています。その最も多い理由は病識の乏しさなのです。

　病識が乏しいという問題について，この20年間で急激に研究が進みましたが，その初期には私や同僚もそのような研究を行いました。私たちは米国全土で400例以上の精神疾患患者を調査したのですが，この実地調査は，米国精神医学会による精神障害のための診断・統計マニュアル（DSM）の改訂の一端として実施されたものです。そこでは病気や治療のさまざまな側面を理解しているかどうかも含めて，色々な精神症状を測定しました。私たちは，精神障害に罹っている人々が自らが病気であることを自覚しないのは，どの程度の割合なのかを知りたかったのです。その結果，統合失調症患者の60％近く，統合失調感情障害患者の約25％，躁うつ病患者の50％近くで病識が欠けていることが分かりました。この結果については100以上の研究の中で検証され，幅広く受け入れられており，米国に

おける精神福祉の専門家が用いている標準的診断マニュアル（DSM Ⅳ-TR 米国精神医学会，2000）の304ページには「統合失調症に罹っている人々の大多数では，自身が精神病であるという事実について理解が乏しい」と記載されています。

　私たちの研究に参加した患者の約半数は，「心理的，精神的，あるいは情緒的なことについてなにか問題がありますか」という質問に，「いいえ」と答えたのです。そして続いて行われた「なぜあなたが精神科病棟へ入院しているのですか」という質問には，時には突拍子もない理由が返ってきました。それらは「両親がここに連れてきたから」というものから，「身体の病気のためにいるだけだ」という不可思議な思い込みまで，さまざまでした。うつ病や不安障害患者の大半では，自分自身が調子が悪いのでなんとかしてもらいたくて積極的に治療を求めるのですが，私たちが調査した統合失調症などの人々は，重度の精神疾患を患っていることに気づいていなかったのです。うつ病や不安障害に罹っている人々とは異なり，これらの人々は「精神症状」を訴えません。なぜなら，彼らにとってはなにも病状などはないのですから。実際，彼らは，「自分は病気でもないのに，家族，友人，そして医師が治療を受けるように強要している」との不満を述べることが多いのです。

我々は病気への認識の問題が，単に診断名を受け入れないということだけでないのに驚きました。私たちが調べていた病態失認という問題は，深刻で，大きな広がりを持っていたのです。

　彼らの病状（例えば，思考障害，躁症状，幻覚など）は，誰でもすぐに分かるものなのですが，我々の研究の対象となって

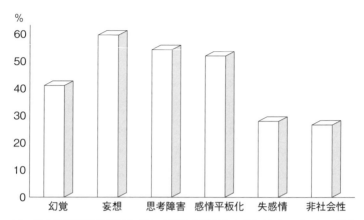

図　統合失調症患者がそれぞれの病気の徴候や症状に気づいていない割合
(引用：Amador, Andreasen, Yale & Gorman, *Archives of General Psychiatry*, 1994)

いた患者の多くでは，自身が罹っている病気のさまざまな徴候にも気づいていませんでした。上に示す図のような広範囲の症状失認パターンは，統合失調症など以外でも多くの精神病レベルの患者（精神病症状を伴ううつ病の場合を除く）にも認められました。これは，この問題について初めて着目したものでしたが，病気への認識の問題が，単に診断名を受け入れないことに止まらないのを知って驚きました。私たちが調べていた病態失認という問題は，深刻で，大きな広がりを持っていたのです（つまり，患者は自身の診断結果に気づいていないだけでなく，彼らの病気の疑う余地のない徴候や病状すらわかっていないのです）。

「病気に気づかない」ということが，どれほどのことなのかを分かっていただくために，かつての私の患者であった Matt 君の例を紹介します。しかし，この話を読む中で，皆さんの頭

に特に留めておいていただきたいことがあります。それは，皆さんは次章で「薬は自分を助けてくれる」ことをどのようにして彼に分かってもらったのかについても学べるということです。その時も，彼は自分に精神的な病気があることを信じてはいませんでした。でも，これによって，治療継続の拒絶のために生じた家族とのいつまで続くかと思われた葛藤も，ついに終止符が打たれたのです。

Matt 君の場合

　私が初めて会った時は，彼は26歳，独身で，両親と一緒に暮らしていました。その6年前に，彼には誇大妄想と被害妄想が出現して，統合失調感情障害と診断されました（彼は，自分が米国大統領の知り合いである神からの特別な使者だと思い込んでおり，またCIAが自分を殺そうとしていると心配していました）。彼の会話は混乱して，行動は奇妙で（壊れたイヤホンをアルミホイルですっぽりくるんで耳につけていたり），幻の声を聴いているようでした。しかし，精神疾患の明らかな病状が出ているにも関わらず，彼自身はまったく無頓着で，大声で話し続けるために，それを我慢して聞いていなければならなくなった彼の家族，友人，そして隣人にも，大いに迷惑をかけていたのです。彼は発病して以来，4回入院したことがありました。

　この面接の時点では，彼はニューヨークにあるコロンビア大学の統合失調症研究病棟へ，自ら署名して自主的に入院していました。私は，そこで科学部門長を務めていました。彼の母親が911へ（訳注：日本の110番に相当）電話したために，彼は

まず公立病院の精神科病棟へ強制入院になったのですが，そこから我々の病院に転院してきたのです。警察に電話された少なくとも 6 週間以上前から，彼は薬の服用を中断していました。公立病院へ入院した夜は，数日前から悪化してきていた妄想がついに噴きだしたのです。彼は母親に対して叫び出しました。それは自分は神によって大統領への特別な使者として選ばれたのに，その使命を邪魔したと母を責めていたのです。数日間にわたって，彼は大統領へ手紙を書き続け，ホワイトハウスにも電話をかけようとしていました。でも，母親は，息子が「クローゼットの中へ母親を閉じ込めろ」という神の声を聴いていたことにもっとも驚愕したのです。

コロンビア大学に来るまでに，彼は公立病院で 1 ヵ月間の薬物治療を受けていました。私が面接した時には，妄想以外のほとんどすべての症状は明らかに良くなっていました。彼はなお自分は神の使者で，CIA に命を狙われていると信じていましたが，これらの考えについても切迫感は薄れ，自分の身の安全への心配も和らいでいたようでした。病識の欠如は明らかでしたが，外来治療プログラムへの紹介状を持って，両親がいる自宅へ退院しようとしているところでした。私はどのようにして病院に入院することになったのかを教えてもらいたいと頼むことから，彼との面接を始めました。

Matt「何と言ったらいいのか，とりあえず今のところ，僕にはよく分かりません。きっと身体の健診のために連れて来られたんじゃないかと思うんです。僕が飲酒や喫煙しているかについて知りたがっていたようでしたから。警察には，お酒なんて一滴も飲まないしタバコも全く吸わないと話しました。ほん

のちょっと，軽く言い争っただけだったんです。結局，母の年の功にはかなわなかったと言うことでしょうね。だから僕を病院へ連れて行って，どれほど僕の病気が回復しているかを医師に判断してもらおうとしたんですよ」

彼の話は，まとまりに欠け，おかしな感じでしたが，彼が言おうとしている主旨は分かりましたから，

私「で，君がお母さんと言い争っていた時に，誰かが警察に電話をしたんですね」と尋ねると彼は頷きました。

私「それは君のお母さんですか」

Matt「そうだと思います」

私「どうして君のお母さんは警察に電話をしたんだろう」

Matt「分かりません。母は僕に病院に行って欲しがっていました」

私「どうしてお母さんは，君に病院に行ってもらいたかったのだろう」

Matt「本当は，あんな言い争いの中で病院に行って欲しくなかったと母は言ったんです。というのも，あの時は，僕の電話の利用のしかたについて揉めてたからです」

私「君がしてくれた今の話は，どうもよく分からないけど。どうしてお母さんは，君に病院に行ってもらいたがったんだろう」

Matt「言い争いをしていたので，母は僕が病気で，検査の必要があると思ったんじゃないですか」

私「君は病気だったの」

Matt「いいえ。ただ，言い争いをしていただけです」

私「そうしたら警察が君を病院へ連れて行ったんだね」

Matt「そのとおりです」

私「病院では,どうして君が入院することになったのだろう」

Matt「そのことはなにも言ってませんでした。すごく親切そうな男性がいたんですけど,その人は,『大丈夫だよ,君はしばらくここにいることになるけど,自分の考えをまとめてみてごらん』って,そう言ったんです。で,僕はそれからずっと入院しているんです」

私「でも,それは救命救急の部屋でのことでしょう。じゃ,君はどのような病棟へ行ったのですか」

Matt「上の精神科病棟へ行きました。服を脱がされて,しばらくここにいることになるだろうと言われました」

私「でも,なんで精神科病棟なんでしょうね」

Matt「たぶんドラッグとアルコールの問題がひどくて,あそこしかなかったということじゃないですか。一般の病棟では受け入れる余裕がなかったのかもしれません」

私「どうもよく分からないのだけど。公立病院の医師は,身体の検診のために,君を精神科病棟へ入院させたということですか」

Matt「そのとおりです。でも,2人の医師による入院制度[4]

(注4) これは,ニューヨークにおける強制入院に関する法律について述べているのだと思います。そこでは2人の医師が,その人が精神障害のために自傷他害のおそれがあり,入院と検査が必要だと認定することが必要なのです。
訳注:日本では,2名の精神保健指定医の措置診察の結果,自傷他害のおそれがあるとされた精神障害者は,知事などの命令による措置入院になります。

だからということで，精神的な検査を受けさせられたんです。協力してくれるよう頼まれました。だから，ずいぶん協力はしてきたんですよ。自分の気持ちには沿わない面があっても，協力はしていたんです」

私「入院していたくなかったんですね」

Matt「そうです」

私「じゃあ，なんで入院していたんですか」

Matt「裁判官のせいです。僕を1ヵ月間強制入院させたんです」

私「でも，その1ヵ月の後に，君はここ（統合失調症研究病棟）へ来ることにしたんですね」

Matt「そうです」

私「でも，自分はどこも悪くないという感じなんですね」

Matt「そうです。母は僕がここに来ることを望んでいましたが，僕はどこも悪くないんです」

「彼は病識に欠けている」と言うだけではまったく言葉不足ですし，自分の身に生じたことについての彼の思い込みが，どれほど奇妙なのかを言い尽くしてもいません。彼は，単に母親の方が「年上だ」というだけの理由で，母の求めに応じて警察官らが彼を拘束し，病院へ連れてきたと信じていました。さらに彼は，救命救急室の医師がただ「身体的な検査」を受けさせるために1ヵ月間，精神科病棟へ入院させたと思い込んでいるのです。そして，これらのまったく不当な扱いについて語っている間に彼が見せた，「飽き飽きとした」というような態度は，なんのためなんでしょうか。警官に手錠をかけられ，病院に連れてこられ，さらには自らの意志に反して1ヵ月間の監禁を余

儀なくされながら，訴訟を申し立てるわけでもなく，大声で騒ぎ立てるわけでもないのはなぜなのでしょうか。これらの病気に罹っている患者の多くはまさしくこの通りで，Matt 君が示したような苦しささえもまったく感じていない人もいるのです。

Matt 君の知能指数は平均的であったことは言っておかなければなりません。つまり，これは知能が低いためではないのです。それでは，果たしてなにが生じているのでしょうか。彼は自分が精神的な病気になったことで混乱して，私に本当のことを明かしたくなかったのでしょうか。その可能性はあるでしょうが，もしそうなのだとすれば，もっとまわりが納得しやすいような，もう少し奇妙ではない説明になったのではないでしょうか。より大切なことは，Matt 君は，私が彼の入院の詳細について十分に知っていることを，この面接の時には承知していたという点です。なにしろ私は，彼を担当していたのですから。

皆さんはもう分かっているかもしれませんが，Matt 君は聞こえてきた声が尋常のものではないことにも気づいていませんでした。彼は，まるでそれらを異常でもなく，心配なことなどなにもないことのように受け入れていました。

もし，部屋に誰もいないのに突然声が聞こえ始めたら，あなたはどうするでしょうか。きっと心配になり，幻覚が繰り返されようものなら医師のもとへ駆け込むでしょう。それがほとんどの人が取る行動です。私は神経内科のクリニックで働いていた時，そのような人々を見てきました（時に，幻覚は脳腫瘍の初期症状の一つとして生じるのです）。しかしある人は幻覚が起きて心配するのだけど，ちっとも心配しない人がいるのはな

ぜなのでしょうか。それは，ただ否認しているだけなのでしょうか。自分が問題を抱えていることを受け入れる人々がいる一方で，別の人々では，あまりに気が動転したり，プライドが高過ぎたり，とてつもなく頑固なので受け入れられないのでしょうか。それとも他にまだなにか理由があるのでしょうか。

これほどのレベルになれば，病識の乏しさは，この病気の症状の一つとすべきで，病気を知らないためとか，単に頑固であるためなどとは考えられないのです。

　実際のところ，Matt 君はすべてを否定しているわけではありませんでした。私たちの研究や他の臨床研究者の意見から，彼には投与されている薬物が治せなかった症状が少なくとももう一つあったことが示されています。なぜ自分が精神科病院に入院しているのかについての奇妙な理由づけ（自分は身体の病気のための入院だが，一般の病棟が薬物中毒の患者で一杯なため精神科病棟に入れられた），そして自身の病気や薬の有用性への無理解は，否認やプライドの高さに由来するものではありません。また，病気を知らないためとか，単に頑固であるためなどとも考えられないのです。むしろ，病識の乏しさは，明らかにこの病気の症状の一つだったのです。

　実際，パートⅢに記載されている研究成果からは，このタイプの病識の乏しさがこれらの病気ではしばしば生じる神経認知機能の欠損，あるいは脳機能障害の症状の一つであることが示されています。これがなぜそれほど重要な情報かというと，病識の乏しさの原因を理解しない限り，そのために生じる薬の服用拒否に効果的に対処できないからなのです。

第2章　関わりと治療の継続

「失敗することがあっても，大きなことに取り組んで栄誉ある勝利を獲得するほうが，たいした苦労もない代わりにたいした喜びもない臆病者の群れに加わるより，はるかにいい」

　　　　　　　セオドア　ルーズベルト

　この問題を脇に置きたくなったとしても，あなたを責めるつもりはありません。家族，友人，そして治療者であっても，本人から「自分には何も悪いところはないから，助けなど必要ない」と言われることに疲れて，どうにもならない気持ちになることもあるでしょう。

　本人が安定していて，物事が大過なく進んでいる時には，病識の乏しさや服薬アドヒアランスの問題など，どうでもいいと思ってしまいます。このような時は，次の危機が生じて問題に向かい合わなければならなくなるまで，とりあえずは様子を眺めていたり，病気はもう去ったとの希望を持ったり（我々側からの病気の否認）します。状況はそれ程悪くないと思っている方がずっと楽なのです。なぜなら，この病気の本当の状況に向き合えば，ぞっとして，希望を持てなくなるからです。

　もし，精神的な病気に罹っている身内が，服薬をやめてしまったことを知っても，とりあえず状況が平穏なら，そのまま様子をみたくなるかもしれません。そのことで，本人から文句を

言われたりしているなら，なおさらです。実際の例を見てみましょう。Vickyさんは45歳で，2人の子供を持つ母親で，躁うつ病に罹っています。彼女は心配している夫に「私はもう病気ではないのよ。私じゃなくて，問題はあなたにあるの。ほっといてちょうだい，私を支配しようとするのはやめて」と言ったのです。もし，自分の身内が薬を捨てているのではないかと（確かどうかは分からないが）疑っても，なんとか築き上げてきた信頼を弱め，とげとげしい関係にならないために，とりあえず様子を見ることもあるでしょう。けれど，そのようにただ様子をみるのではなく，病気に罹っている本人を説得し，治療を継続させられるだけの信頼関係を，どのようにして築くのかについて，これから説明していきます。そこで，重度の精神疾患の場合には，「触らぬ神にたたりなし」なのだという俗説について，まず述べておかなければなりません。

Russell Weston氏が米国国会議事堂の警察官2人を銃殺した後で，彼の母親はインタビューに「41歳の男に対して，私達にどうしろと言うのですか。車の中に放り込んで，医師のところへ連れて行くことなんて，できませんよ」と答えたのです。でも，事件後に，息子を車で連れて行こうと試みたらとか，本人の意志に逆らってでも入院させておけば良かったとかこの両親が悔やんでいても不思議ではありません。

しかし，こうしたことを口で言うのは簡単ですが，実行は容易ではないのです。本書のパートⅢでは，強制的治療（アシスト付き治療）について学びます。強制までするかどうかの選択は，個々で大きく異なります。それは，本書を読んで否認や治療への拒否に対してどう対処したら良いかを学ぼうとする，あ

なたの選択と同じなのです。この問題に取り組んでいくには，努力すればなにかが変わるという希望を持つことが必要です。このような希望がなければ，成り行きに任せたくもなります。遅かれ早かれ入院になって，それで今の危機的状況が終わるだろうと，だれもが考えます。そして，危機的状況がなければ，「触らぬ神にたたりなし」という気持ちに陥ってしまうのです。

なぜ「触らぬ神にたたりなし」ではいけないのでしょうか

これまでも，継続的な関わりと治療が，自殺，暴力，ホームレス，そして無謀な行動の防止に役立つことは分かっていました。最近になって，発病早期における継続的な治療が病気の経過を改善させ，回復への希望を高めることが明らかになってきたのです。これに加えて，病識の改善に力を注ぐことが特に大切なことも分かってきました。この研究結果をよく理解することによって，あなたが何をすべきかについて，より根拠のある決断が可能になるでしょう。もしあなたが病識の乏しさという問題に取り組み，治療への一貫した関わりの促進を目標にしたのなら，次の情報はその決意を保つのにきっと役立つはずです。

重度の精神疾患に罹った人々への治療を早期に開始し，これを継続することが極めて重要であることが研究によって示されています。

最新の検討では，どのような段階においても，重度の精神疾患に罹った人が再発する毎に，その長期的予後は悪化することが示されています。精神病エピソード[5]は，脳に有害であると

まで論じる科学者もいます。精神病症状の最中やその直後に，脳細胞が変化したり死滅するとの考え方です。この考えを裏づける決定的な証拠はこれまでに出ていませんが，重度の精神疾患に関する長期的研究から，間接的な裏付けがかなり得られています。

ニューヨークのクイーンズに位置するHillside病院で行われた画期的な研究があります。この研究では，発病早期から継続的な治療を受けた統合失調症患者では，そうでない場合と比べてずっと良好な治療成果が得られることが明らかにされました。この研究結果は，発病直後に抗精神病薬を投与し，精神病エピソードを素早く治療してその持続期間を短縮化すると，その後の治療反応性と予後を著しく向上できることを示しています。

重度の精神疾患に罹患した276例の若年患者に対しての追跡研究でも，同様の結果が得られました。研究者らは，まずこれらの患者を精神病エピソードの間に調査し，その後，最長7年半の間，経過の追跡を続けました。この研究の最初のステージにおいて，精神病エピソードの回数がより多い例の方が，その後の経過が不良であったのです。この研究でも，本格的な精神病エピソードの生じる回数を減らし，病気が燃え上がった時には早期に介入することによって，患者はより高い機能を維持でき，その後の人生において病気の影響を減らせることが強く示唆されたのです。

（注5）　多くの方は，精神病エピソードを「神経衰弱」などと言っていますが，神経衰弱という言葉は精神病以外の状況を示すのにも用いられます。精神病エピソードとは，幻覚，妄想，そして極めて混乱した思考や行動などを伴うものを指します。

そして、82例の統合失調症患者の15年間にわたる追跡研究によっても、精神的な治療の取り組みの遅れと精神病期間の延長が、長期的な予後をより悪くすることが明らかにされました。この研究はまさに初回エピソードにおいて患者の調査を開始しており、特に重要な情報が得られたのです。

これまで説明した研究は、服薬を拒否する統合失調症患者への早期介入の有効性を支持する一連の証明のほんの一部に過ぎません。さらに、うつ病（精神病症状を伴う場合、あるいは伴わない場合）も含んだその他の重度の精神疾患についても同じことが当てはまることが研究によって示されています。

『あなたの大切な人がふさぎこんだら』（富田香里訳、講談社）(When Someone You Love is Depressed：How to help your loved one without losing yourself)という本は私とLaura Rosen先生が書いたものですが、その中にうつ病治療に関する研究結果がまとめてあります。大部分の研究では、うつ病に陥りながらも治療を受けなかった（うつ病を通り抜けた）人々は、その後の経過はより不良となり、うつ病をさらに頻繁に繰り返すことを明らかにしています。

双極性障害（躁うつ病）に罹っている人々においても、病状が現れた時点で迅速かつ効果的な治療を受けないと経過が悪いことは、他の研究によっても示されています。これについての重要な研究がありますが、その詳細な説明は、『隠された危険からの脱出——アメリカの精神病患者の危機への対峙』(E. Fuller Torrey著)(Out of the Shadows：Confronting America's Mental Illness Crisis)の第1章に書かれています。Torrey先生は、重度の精神疾患に対して、医療的関心を得るため、次の

ような統計を示しています。

- およそ300万人の米国人が未治療の重度の精神疾患に罹っている
- そのうち15万人がホームレスである
- 薬を服用していない間に生じた犯罪によって15万9千人が投獄されている

　Torrey先生は，ホームレス，投獄，暴力事件，早すぎる死亡などは，私たちがなにをすべきか分かっていながら，経済的，宗教的およびイデオロギー的な理由からそれを怠っているために生じており，これらは避けられるものだと論じています。そして，市民の個人的な権利や自由を侵害することへの社会としてのためらいが，重度の精神疾患に対する医学的治療を妨げる主要な障害になっていると主張しています。彼が取り組んでいる問題は，本書の取り扱う範囲を大きく越えていますが，重度の精神疾患に罹った人々に治療を受けさせ，彼らが自らの治療に積極的に参加するよう支援する道を見つけるということは，私たちと直接関係するのです。本章を読み終わっても，重度の精神疾患に罹った人を治療を受けるよう支援する上で，自分が大きな役割を果たせるのか疑問がある方は，Torrey先生の本を読むことをぜひお勧めします。

自分の家族に，回復への最良のチャンスを掴んで欲しいと願うならば，病識の乏しさと服薬拒否という，対をなす問題に取り組む必要があります。

これまでに紹介した3つの研究が明らかにしていることは，私たちが問題に目を向けずにいても，その問題は消え去らないばかりか，ますます悪化するということです。自分の家族に，回復への最良のチャンスを掴んで欲しいと願うならば，病識の乏しさと服薬拒否という，対をなす問題に取り組む必要があります。服薬拒否は病識の乏しさという問題の1つの現れと考えられます。幸いなことに，最近の数年間に，研究者らは重度の精神疾患における病識の乏しさについて検討して，その本質と原因を明らかにしてきました。そこから，この問題に対処していくための具体的な方法が示唆されています。研究においてはいくつかの進展があったということになりますが，その情報は今すぐにでも生かせるのです。

病識─誤解と真実

　病識にはさまざまな考え方がありますが，最近の研究からこれらが必ずしも正しいとは言えないことが明らかになってきました。まずこの点について述べましょう。「病識が乏しいのはむしろ良い場合がある」との考え方があります。悪気はないのでしょうが，症例検討会で「彼が病気を否認するのは無理もない。もし彼に病識があったなら，自殺してしまうかもしれませんよ」との意見がよく出てきます。私自身も，かつてはこのように考えていました。しかし，新たな研究によって病識が出てくるのは良いことで，それもほどほどが良いということがわかりました。言い換えれば，病気のある側面における病識の多くは有益ですが，時にはプラスではないものもあるのです。

> 服薬アドヒアランス（訳注：服薬を続けること）には，病識よりも，薬の良い作用への気づき方が大切なことが研究によって示されています。

　1991年，私はコロンビア大学の同僚と，病識の研究に関心を持つ研究者のためのいくつかのガイドラインを米国国立精神保健研究所の月刊誌である Schizophrenia Bulletin に論文として発表しました。最初のガイドラインは，病識の複雑で多様な側面すべてについて測定しなければならないということでした。私が「病識」という言葉を使う時，それは単に精神に障害がある人が「はい，私は病気です」と言えるのかどうかだけではなく，もっと多くの事項が関係しています。患者は病気のさまざまな事柄について認識するようになるわけですが，ある事項について正しい認識をしているかどうかは病気からの回復に，極めて重要です。例えば，自分が精神的な病気であることには同意をしていなくても，自分が社会で役割を果たすのに抗精神病薬が役に立つことを理解することは可能です。服薬アドヒアランスには，病識よりも，薬の良い作用への気づき方が大切なことが研究によって示されています。精神症状の一部についてはそれが病気のためだと自覚できているが，「自分だけにしか聞こえない声」は病気とは思っていない患者を何人もみたことがあります。一方で，口では「自分は病気だ」と言うけれど，「服薬しても何の利益もない」と信じている人（客観的には服薬は明らかに意味があるのですが）もいます。10年以上も前に，私たちが提案したこれらのガイドラインは，現在，研究者の間で幅広く受け入れられていて，病識の乏しさという問

題の研究が進むペースは，劇的に早くなっています。

　病識は，「ある」とか「ない」とかで区分けできない現象です。ある人は自分の病気のすべての面を完全に自覚していますが，ぼんやりとしか把握していない人もいます。例えば，Vickyさんは，躁状態の治療を受けるために入院した直後に私が診察したのですが，次のように話していました。

　Vicky「自分が感情的で不安定で，時々気持ちが動揺することは分かりますよ。大げさになったり，調子づいている時には気をつけなければと思うんですけど，でも，それって私がクリエイティブだからなんですけど」

　私「あなたの家族もそんなふうに考えておられるんですか」と彼女を夫が引きずるも同然に病院に連れてきたことを承知の上で，尋ねました。

　Vicky「家族は，私が躁うつ病でlithiumの服用が必要だと思ってます」

　私「あなたはどう思われますか」

　Vicky「そうなのかもしれないけど，よく分かりません」

　前に例示したMatt君にもわずかながらも病識があることは，「時々，変な考えに取り憑かれるんです。神経のせいなんでしょうね」と話していたことから分かります。

　おぼろげなものであっても，それを起点に，よりはっきりした病識へと導いていくことはできます。重度の精神疾患に罹っている人においては，どのような面であっても「自分の病気」と「治療によるメリット」を自覚していればいるほど，予後が良くなることが多くの研究によって明らかになっています。病

識が良い患者ほど，入院期間が短く，入院回数も少ないのです。なぜこのようなことになるのか，確かなことは誰にも分かりませんが，さまざまな領域における病識が治療への継続性を促進することが研究で示されており，この結果は容易に想像できると思います。我々のセンターで行われた研究においても，薬の作用の有益性を自覚しているかどうかが，薬物アドヒアランスを予測するもっとも優れた指標の一つでした（もしもこれらの研究の詳細についてお知りになりたければ，本書の後ろにまとめてある推薦図書や研究論文をご覧になってみてください）。

　多くの人は，副作用が（病識欠如ではなく）服薬拒否のもっとも大きな理由だと信じています。けれども，後に分かったことですが，副作用は治療拒否にはほんのわずかしか影響を与えないのですが，病識の乏しさは服薬拒否のもっとも大きな予測因子なのです。

　このような結果は何回も繰り返し研究で確認されています。確かに副作用は重要な要因なのですが，アドヒアランス低下への影響は過大評価されています。実際の臨床場面では，病識に乏しい人々の多くは，「自分が病気ではない」ことを主治医や家族に納得させることを諦めてしまっていて，その代わりに，話を聞いてもらいやすい副作用の話題に切り替えているのだと私は思います。それは，私がパートⅡでみなさんにお教えする予定のこととちょうど反対を行っていることになります。このような人は，医師がよく使う言葉使いを学びとって使うようになり，医師（さらに言えば親族）が話したいと思っていることを話題にするのです。

薬物治療以外の治療への継続性も，病識の乏しさによって同じように影響を受けます。イェール大学の Paul Lysaker 先生と Morris Bell 先生は，病状が安定し，外来患者用の就労リハビリテーションプログラムに参加するようになった時点での，統合失調症あるいは統合失調感情障害患者に対する検討を行いました。これらの患者の中で病識が欠如している場合は，仕事につきたいとはっきり述べているにもかかわらず，自らが参加に同意したはずの心理社会治療（デイホスピタルや作業療法など）をほとんど継続できませんでした。病識が乏しい場合は，薬物療法でも心理療法であっても，治療継続により多くの問題を抱えているというのが研究者らの結論です。

　もう一つの誤解は，「病状が重い人ほど病識の問題が大きくなる」というものです。多くの研究でこれは事実でないことが明らかになっています。もしその人が放置されたままであっても，病識レベルは大方は変わらないことが多いですし，病状悪化時に病識が乏しかった患者は安定していても病識レベルが低いのです。要するに，病気が良かろうと悪かろうと薬は必要ないとの思い込みが続くのです。このような人は，前には病気のようではあったが，今は違うと考えているのかもしれません。この本を購入されたあなたがなんとかしようとしている方は，このカテゴリーに当てはまるかもしれません。

研究者達は病識の乏しさという深刻な問題に注目し検討を続けているので，そのような場合への薬物治療は今後進歩するだろうと思います。

　デューク大学の Joseph McEvoy 先生と彼の同僚は，統合失

調症患者を退院後2年半〜3年半の間，経過を追跡する研究を行いました。ほとんどの患者で精神病症状自体は入院中に改善しましたが，強制的に入院させられた患者では，自分の病気についての病識レベルにはなんら改善は見られませんでした。そればかりか，この病識レベルの低さは経過追跡中もずっと続いたのです。

　当然のことなのでしょうが，強制入院をした患者では，経過追跡中においても明らかに強制入院となりやすかったのです。McEvoy先生らは，自分が病気だと認識できないのは統合失調症患者の一部に認められる継続的な特性であり，そのために強制入院になると結論づけています。

　私もMcEvoy先生に賛成です。多くの文献を調べてみましたが，一握りの例外を除き，ほとんどの研究で同じ結論でした。しかし，これは「薬物治療で病識が改善するかもしれない」との希望を捨てろという意味ではないのです。11章でお伝えする予定ですが，有望な成果を示した新たな研究があり，さらなる検討が行われています。研究者達は病識の乏しさという深刻な問題に注目し検討を続けているので，そのような場合への薬物治療は今後進歩するだろうと思います。

　病識への誤解についての最後のものですが，これも近年の研究によってその誤りが証明されました。それは，「重度の精神疾患の人では，病識が出てくるとがっかりしてしまい，抑うつや自殺念慮が生じる」というものです。自殺がうつ病と統合失調症の両方で極めて深刻な問題なのは間違いありません。おおよそ，統合失調症患者の10人に1人が自ら命を絶っているのです。

多くの臨床家と同じように，私も慢性精神病患者における病識の乏しさは，治療継続という点では問題になるが，自殺防止という観点ではむしろプラスに働くかもしれないと教えられました。つまり，自分は病気ではないと信じている患者の方が，うつになったり，自殺したりする危険性が低いという想定なのです。言い換えれば，病気を自覚し，理解している患者の方が自殺しやすいということです。

　しかし，私と同僚が行った研究において，病気であるという自覚は自殺念慮や自殺行動の増加には関係しないことが明らかになりました。この研究結果は，病識の乏しさは従来信じられてきたような自殺への保護要因ではないことを示唆しており，病気を自覚せず治療を拒否する患者には強く介入しない方が良いとの治療戦略に異議を唱えるものです。

　私は大学院での研修中に，誇大妄想（例えば，自分は誰かお金持ちで有名な人と結婚しているなどの思い込み）への治療がうまくいくと，むしろ自殺の危険性が高まると教えられました。第1章に登場したAnna-Lisaさんの母親は，「深夜のトークショーの司会であるDavid Letterman氏が自分の夫だ」という妄想を持っていました。Anna-Lisaさんの母親が自殺を図ったのは，長期にわたる強制入院中での薬物療法で症状が幾分か改善した後でした。彼女の親友達は，妄想で作り上げていた幻想の世界が薬物療法で失われたために彼女は自殺したと信じていました。別の言い方をすると，自分は妄想で思い込んでいたような人間ではなかったんだという現実に直面し，耐え切れなくなってしまったというのです。

　これはとんでもない誤解ですが，このような考え方はとても

広く浸透しています。Anna-Lisa さんの母親を自殺に導いたのは，病識が出たためでも，妄想がなくなったためでもありません。そうではなくて，十分な治療が継続できなかったことが原因なのです。彼女は信頼する医師やセラピストと密接に連携していなかったのです。もし彼女が新たに手にした現実への理解について，誰かが彼女を助けて導いていれば，希望を失い自ら命を絶つことはなかったのです。信頼できる精神医療の専門家と共に，退院後に適切なフォローアップを続けることが大切であるという点は，いくら強調しても，し過ぎることはないのです。

まとめ

これまで行われた研究で，十分な病識は次の点に結びつくことが判明しました。

- 薬物の継続がより確実になること
- 入院回数が減少する
- 入院期間が短くなる
- 強制的入院が減る
- 色々な治療に積極的に参加できる

研究によって，病識のさまざまな側面をそれぞれ検討することが大切なことも示されました。そして，病気であることを理解することよりも，病気の注意サインや治療によって得られるメリットが分かることの方が，はるかに重要なことも分かってきました。

病気の症状や治療の好ましい作用を分かってもらえるように

支援するには，まず，あなたが問題の根源について理解することが必要です。次章に書いてあるのですが，研究によって，重度の精神疾患の人々に生じている病識の乏しさには，「病気を知られたくない気持ち」，「頑固さ」，「教養のなさ」，「協調性に欠けるとか気難しい」といったこととはほとんど関係しないことが示されているのです。

第3章 問題の根源
病態失認（Anosognosia）についての新たな研究

「それは驚くことではないのです。我々は自身について考え，ニーズの評価のために脳を使っているのですが，その器官そのものが統合失調症や双極性障害で障害されているのですから」

E.Fuller Torrey 先生が重度の精神疾患に罹った人で
病識の乏しさがしばしば認められることについて述べたこと
(Schizophrenia and Manic Depressive Disorder, 1996, 27 ページ)

　私は，2名の看護師，助手，ソーシャルワーカー，そして精神科医師と共にテーブルを囲んでいました。週1回のチームミーティングで，Matt 君が退院できるほど良くなったのかを話し合っていたのです。

　「彼の病状はかなり良くなりました。幻覚は薬物に反応していて，前より落ち着きましたし，もう妄想的ではありません」と担当の看護師である Maria がまず話しました。

　「両親はいつでも彼を自宅に帰らせて良いという気持ちです。それに，Remmers 先生が，外来で診ることに同意してくださいました」と Matt 君担当のソーシャルワーカーである Cynthia が言い添えました。

「どうやらみんなの意見が一致したようだね」とチームリーダーであるPreston医師が，Matt君のカルテに走り書きをしながら言いました。

「ちょっと気になることがあるんですけど」とCynthiaがためらいがちに話しました。

「彼が治療プランをやり遂げられるとは思えないんです。まだ，自分はどこも悪くないと思っているんですから」

「薬はちゃんとのんでいますね」と私は言いました。

「今のところはそうです。でも彼は本当に頑なで，防衛的なんです。退院後，1〜2週間もしたら，もう続かなくなってしまうんじゃないでしょうか」

私もCynthiaの予測に同意せざるを得ませんでした。しかし，なぜ彼は退院したら薬をのまなくなってしまうのかについては，私と彼女の考えは異なっていました。

「どういう点から防衛的と思うの」と私はCynthiaに尋ねずにはいられませんでした。

私が冗談を言っているとでも思ったのでしょう。テーブルのほとんど全員がどっと笑い出しました。「いやいや，真面目に尋ねているんですよ」と私は言ったのです。

ここで，この例の受け持ちである研修医のBrian Greene医師が飛び入りで加わりました。

「そうなんですよ，Matt君は自分には悪いところなんてなにもないと思っています。ここに彼がいる理由はただ一つで，それは母親が無理にそうさせたからなんです。彼はプライドの塊で，実に頑なです。でも，誤解しないでください。僕は彼のことが好きですよ。でも彼が拒否している限り，僕たちが彼のた

第3章　問題の根源　病態失認（Anosognosia）についての新たな研究　45

めにしてあげることは，これ以上なにもないでしょう。彼に，病気だと納得させられる人は誰もいないでしょうね。自分自身が，苦労しながら学んでいくしかないですよ。なにが自分に起こったのか分かる前に，きっとここに戻ってきますよ」

　Preston 医師は次のように話して，Matt 君の退院を予定どおり決めました。「みんなの言う通りだし，ここで彼に私たちがしてあげられることはもうなにもないだろう。自分の問題を否認しなくなる覚悟ができて初めて，我々は彼を助けることができるんだ。それまでは，どうしようもないよ。Greene 先生，午後3時に Matt 君と彼のご両親に会って，治療計画をよく確認するようにしてください。いいですか」。しばしの沈黙の後，Matt 君のカルテが順々にテーブルを回り，私たちはそれぞれ，この退院計画にサインしました。

「僕に必要なのは，仕事なんです。僕はどこも悪くないんですから」

　兄が病気になって最初の数年間は（それは私が臨床心理士になるための学校を卒業する前でしたが），よく兄を未熟で頑なだと思うことがありました。病院から退院し，これからどうするつもりかと尋ねられるたびに，兄はお決まりのように「僕に必要なのは，仕事なんです。僕はどこも悪くないんですから」と答えました。もう一つの返事としては，「僕は結婚するつもりです」というのもありました。どちらの願望も至極もっともなものですが，兄の当時の状況，病気の深刻さ，治療への受け入れ拒否を考えると，やはり非現実的としか言いようがありません。兄が自分の願望を実現できる日が来るのかについては，

医師が勧める治療に兄が積極的に関わっていかない限り、とても無理だったのです。

当時は、兄の Henry になぜ薬をのもうとしないのかを話すと、とても腹立たしい気持ちになりました。私はこの病気への対応についての経験が不足していたのです。兄は頑なで、防衛的で、有り体に言えば困り者だから、薬をのまないのだと思っていました。私が兄を頑固者と考えたのは、まだ良い方なのかもしれません。Anna-Lisa さんは母親が病気を治そうとしないのは、母が自分を愛していないためなのではないかとの疑惑に駆られることがありました。親が重度の精神疾患の場合、その子供はこのように考えることがよくあるのです。母親の自殺によって、Anna-Lisa さんはようやく事の真相を知ることになりました。私もこの領域で働くようになり、多くの重度の精神疾患の人々と出会って初めて、考えを変えていきました。Matt 君や私の兄のように、病識がまったくなく、病気への奇妙な解釈をするのは、未熟な人格や愛情不足のためだという単純な説明では、私は納得しなくなったのです。

しかし、私を信じろとは言いません。病識の乏しさと治療拒否を引き起こす原因について、より客観的な答えを示した研究結果をこれから説明しましょう。

病識の乏しさの原因についての研究

私はこれまで、重度の精神疾患患者における病識の乏しさという問題に3つの主要な原因を考えてきました。まず最初に説明するのは、「防衛：自分の身を守る」ためというものです。深刻な病気に罹っている人は、「その病気によって将来の可能

第3章　問題の根源　病態失認（Anosognosia）についての新たな研究　47

性が奪われること」を否認しているのだとすると合点がいきます。

　次に考えられることですが，それは，精神疾患がある人とそれを助けようとしている人との間に横たわる，文化的，教育的な違いが原因になる場合です。しばしばサブカルチャーや価値観の違いが問題になります。例えば，Anna-Lisa さんは，彼女の母親は病気を否認しているというよりも，病気の世界の方が面白くて素敵だから病識が乏しいのではないかといつも思っていました。病状が活発な時は，母親は冒険と謎に満ちた魔法の世界にいたのです。Anna-Lisa さんは，母親の妄想について，問いただそうとは思いませんでした。それによって，母親からそれらを奪い，母親をさらに苦しめることになるかもしれないと恐れたからです。

　3つ目は，「病識の乏しさも，精神病症状の原因とされる脳の機能障害と同じものから生じている」という考え方です。歴史的には精神分析理論が，統合失調症における病識の乏しさの原因を説明するのに主として用いられてきました。病識の乏しさが防衛的否認が原因で生じることを示唆した症例報告は沢山あるのですが，それがコントロール試験（訳注：比較対照群を置いた信頼性の高い研究方法）によって確認されたことは最近まで1度もありませんでした。

一般的な防衛は，これらの患者にしばしば認められる著しい病識欠如の原因ではないのです。

　Chrysoula Kasapis と Elizabeth Nelson の2人は私が指導した学生でしたが，博士論文のための研究で，それぞれ異なる方

法でこの問題を検討しました。Kasapis 博士は，彼女が調査していた患者での防衛の全般レベルを検証したのに対し，Nelson 博士は偏見の問題に着目したのです。

いずれのアプローチからも，この問題に関しての有意な違いは明らかにされませんでした。防衛的ではない患者と比べて，極めて防衛的な患者で病識が乏しいということはなかったのです。同様に，症状があることで患者がどれくらい偏見をもたれていると感じているかという点についても，病識にはほとんど影響していませんでした。誰でも時には防衛的になることはありますし，他の人々と比べて否認傾向の強い人はいます。同じことは，重度の精神疾患に罹った人についても当てはまります。しかし，一般的な防衛は，これらの患者にしばしば認められる著しい病識欠如の原因ではないのです。

診察する人と患者との間にある文化的な違いも，病識が乏しいとの誤った判断に関係することもあります。言い換えると，その患者は自身の精神疾患について，その多くの部分に気づいているのですが，その方のサブカルチャーの中ではそれを病気とは別物としているような場合です。だから，自身の状態の説明に，「精神の病気」という表現を用いないのです。「私は神経に問題がある」と言ったりすることもあるかもしれないし，カリブ諸国の一部でよくある宗教的な思い込みの場合は，「悪霊にとり憑かれている」ということになるかもしれません。いずれの病識研究においても，病気に罹っている人のサブカルチャーには配慮が必要です。

第３章　問題の根源　病態失認（Anosognosia）についての新たな研究　49

皮肉なことに，自身の病気には病識が乏しい患者の多くは，他人の同じ病気の診断にかけては実に優れた目を持っているのです。

　文化的な影響という点に関連して，患者教育の問題があります。その患者は，これまでに「あなたには病気がある」と言われたことがあったでしょうか。もしあったとしても，その病気の症状をどうやって見つけ，なんと呼ぶのかを教えられたのでしょうか。私の経験では，病識の乏しい患者のほとんどでは，自身の病気について教えられたことがあったのですが，そんなことは言われたことがないと言い張るか，もしくは診断した医師たちよりも自分の方がよく分かっていると主張して断固認めないかのどちらかだったのです。そして，皮肉なことに，自身の病気には病識が乏しい患者の多くは，他人の同じ病気の診断にかけては実に優れた目を持っているのです。

　「重度の精神疾患の人々の半数で自分が病気だと分からないのは，病気について知らないためなのか」という質問への答えは，ちょっと考えてみれば，明らかです。もし，あなたに胸焼けの症状が出て，友人や家族からも医師に診てもらうよう勧められたとします。そして医師はそれを心臓病と診断し，痛みは狭心症のためだと説明したら，あなたは，もうその痛みは胸焼けではなく，狭心症だと言うようになるでしょう。そして心臓の専門医に予約をして，消化器の医者への予約はキャンセルするのではないでしょうか。

　それではなぜ，これと同じことを多くの統合失調症や双極性障害の人々はできないのでしょうか。なぜあらゆる証拠がそうではないにも関わらず，あくまで自分の痛みを「胸焼け」と呼

び続けるのでしょうか。

更新できなくなった自己概念

　1991年に発表した論文で，私と同僚は重度の精神疾患に罹っている人々における病識の乏しさは，あえて言葉を作れば「脳損傷」の結果ではないかと提案しました。幅広い領域に認められる病識欠如と入院へのあのような非論理的な説明や考え方は，神経学的欠陥に由来していると我々は確信するようになったのです。当時は，双極性障害における病識の乏しさへの説明には神経学的仮説を考えてはおりませんでした。しかし，統合失調症患者で見出していたことについて，頑固さ，防衛，精神病への無知のためよりも，脳の機能不全のためだと信じるようになったのは，それなりの理由があったのです。それは，自己概念を記録し，更新していくための脳回路が，これらの患者では適切に機能していないという事実からです。

　例えば，私の自己概念の中には「仕事を続けられる」「学生に戻ったとしても優秀だ」「治療者に必要な教育と経験がある」「まわりの人々と概ね適切な人間関係を築ける」などの思いがあります。

　あなたは自分自身や能力についてどのような思いをお持ちでしょうか。皆さんには，仕事を続けられるとの思いがありますでしょうか。もし私があなたに，「そうじゃないですね，薬をのまなかったら，仕事はできないし，仕事なんか二度と見つからないでしょう」と言い，しかも，あなたは長い間，もしかすると残りの人生ずっと薬を続けなければならないとしたら，どうでしょうか。

第3章　問題の根源　病態失認（Anosognosia）についての新たな研究　51

　そんなこと言われたら，あなたはどう答えますか。私が兄に「もし薬をちゃんとのまないと，もう仕事なんか絶対にできないよ」と話した時に，兄は「お前はどうかしてるんじゃないか」と言ったのですが，あなたの答えはきっと兄と同じになるでしょう。

　冗談ではないのかと思ったでしょうか。大真面目だと分かれば，私が気でもふれたのかと考えられるかもしれません。でも，あなたは自分が働けると思っていて，それはあなたにとって明々白々のことなのにも関わらず，私があなたの家族や医師達と一緒になって，「そうじゃない」と言ったら，迫害や恐れを感じ始めるのではないでしょうか。

　しかし，これこそが，私が面接してきた重度の精神疾患に罹った人々が体験したことなのです。それらの人々では，神経心理学的欠陥のために自己概念が更新できなくなり，自分になにができて，なにができなくなっているのかが分からなくなっているのです。彼らは，発病以前に自分にあった能力や将来への可能性が，変わらずに自分にはあると信じています。だからこそあのような非現実的な将来の計画を平然と口にするのです。

自分の妻を帽子とまちがえたとしたら……

　あなたに脳卒中や脳腫瘍，脳挫傷になった人と話した経験がないとすると，これから述べることは，とても信じられないかもしれません。そうだとすると，『妻を帽子とまちがえた男』（高見幸郎訳，晶文社）（The Man Who Mistook His Wife for a Hat）という本を読まれることをお勧めします。この本は神経内科医のOliver Sacks氏によって書かれたものですが，

Sacks 先生は『Awakenings』(レナードの朝,高見幸郎訳,晶文社,同じタイトルで映画化もされた) の著者でもあります。彼は脳損傷になった人々の精神生活を実に生き生きと詳細に描写する才能に恵まれています。

　この「妻を帽子とまちがえた」症例は,脳の視覚領域がガンに侵された男性でした。この患者は音楽関係の教授(P博士)なのですが,Sacks 先生への初診時,なぜ自分がそこに紹介され,評価されなければならないかを説明できませんでした。彼は一見したところ正常で,話し方などに何ら異常な点は認められず,高い知性が窺えました。しかし,神経学的な評価が進むにつれて,奇怪な知覚の存在が分かってきたのです。彼に,脱いだ靴をもう一度履きなおしてくださいと言うと,ためらい,靴ではなく,じっと自分の片方の足を見ているのです。お手伝いしましょうか,という Sacks 先生の申し出を彼は断わり,じろじろとまわりを見回した挙句,自分の片方の足を鷲づかみにし,「これは私の靴なのか,違うかな」と尋ねたのでした。彼は自分の靴がある場所を示されたとき,「それは私の足だと思った」と答えたのです。

　P博士の視力にはまったく問題はなく,知覚を構成し分類する脳の経路に障害があったのです。そして,P博士は Sacks 先生の診察室で妻と一緒に座っていたのですが,もう帰るべき時間だと考え,自分の帽子を取ろうと手を伸ばしました。ところが彼は帽子ではなく,代わりに妻の頭を掴んでしまい,手に取って被ろうとさえしたのです。彼が自分の妻の頭を帽子と間違えたことは明らかでした。重度の精神疾患での病識の乏しさについて話をする際に,私はよく次のようなことを言います。

第3章 問題の根源 病態失認（Anosognosia）についての新たな研究

「脳の障害のために自分の妻と帽子を取り違えることがあるぐらいですから，自分自身の状況について過去と現在を取り違っても不思議ではないでしょう」

　1980年代後半に，私は神経学的に問題のある患者に集中的に取り組み，脳損傷によって生じた機能欠損を明らかにするための心理検査を行っていました。そして，神経学的症候群である病態失認：Anosognosia（機能の欠損，症状，病気の徴候に気づかないこと）と重度の精神疾患に罹っている人に認められる病識の乏しさの間に類似点があることに気づいたのです。本書で問題にしている病識の乏しさと病態失認は症状学的，神経学的にも驚くほど似ていたのです。

　病態失認がある患者は「作話」と呼ばれる奇妙な説明をすることがよくあります。このような患者は自分は病気ではないと思い込んでいるのですが，それと矛盾するような症状について本人が話す際にこれが認められます。交通事故で頭部に重度の外傷を負った42歳の男性患者を診察したことがありますが，この患者は右側の前頭葉，側頭葉と頭頂葉に損傷を受け，左半身の麻痺が後遺症として残っていました。事故から約1週間後の時点ですが，左腕を上げることができるかと尋ねますと，彼は「もちろん」と答えました。ではそうしてみてくださいと言うと，彼は無表情のまま横になっていて，麻痺した腕を動かすことはできませんでした。私は，彼の腕が動いてはいないことを指摘したのですが，彼はそれを認めません。そこで私は，腕を見ながらもう一度やってみてください，と頼みました。自分が腕を動かすことができないことを見ると，彼は慌て始めました。なぜ動かさないのか尋ねましたが，なかなか返事をしない

のです。何度も尋ねると，彼は「変だとは思うけれど，あなたが私の腕を縛っているに違いないんですが」と言ったのです。

病態失認は，人類が意識の恩恵を受けるようになって以来，ずっとその中で問題になっていました。2000年以上前に，L.A. Senecaは，自分の能力への思い込みについての倫理的意義についての記載の中で，半盲症（脳損傷が原因の失明）に引き続いて起こった病態失認の例をあげて，「信じ難く思われるのだが，彼女は自分の目が見えないことが分からない。彼女はこの家は真っ暗なんで，どこか他のところへ連れ出してくれるように，何度も介護者へ頼んでいる」と述べています。どうして彼女は自分の目が見えないと気づかないんでしょうか。しかも，なぜ，なにも見えないという事実に直面した時に，盲目になったことを認めようとしないのでしょうか。

自分がどのような状況にあるのかという概念が更新できなくなった時，それと矛盾する事実を無視するか，認めようとしなくなるのです。

前述した交通事故で半身麻痺を負った男性では，自分の身体の左側をもはや動かすことができないという事実を理解できませんでした。そのような事実は，「腕も足も正常に動く」という彼自身の思いと合わないので，それと矛盾する事実を認めようとはしなかったのです。彼は，自分の目が見えないことを理解しないで「家が真っ暗だ」という真実ではない別の解釈を信じている盲目の女性例によく似ています。重度の精神疾患に罹った人の中には，このような場合と同じように誤った解釈を繰り返していて，自分にはなにも悪いところはないとの思い込み

第3章 問題の根源 病態失認（Anosognosia）についての新たな研究　55

を強めていることがあります。自分がどのような状況にあるのかという概念が更新できなくなった時，それと矛盾する事実を無視するか，認めようとしなくなるのです。このために，多くの慢性精神疾患に罹っている人々が，繰り返す自分の入院を親との喧嘩や不和などのせいにします。病態失認がある神経疾患患者と同様に，彼らは自らの誤った思い込みとは矛盾する新しい情報を受け入れられずに，頑として病気を自覚しないのです。

　病態失認がある神経疾患患者と重度の精神疾患患者のもう一つの類似点は，病識がまだら状になっている点です。病識がある部分と病識がない部分が隣り合い，併存しているのです。前述した病態失認患者は，記憶障害は自覚しているようですが，麻痺についてはそうではありません。これと同じように，私たちが経験した多くの統合失調症患者では，ある特定の症状については気づいているが，残りの多くについてはまったく自覚していなかったのです。

　脳の特定の領域に損傷を受けると，病態失認になる可能性があります。ですから，病態失認の研究は，重度の精神疾患がある人々の病識をつかさどる脳部位についての仮説の出発点となるでしょう。病態失認を持つ神経疾患の患者では，しばしば前頭葉になんらかの病変が認められます。そして興味深いことに重度の精神疾患がある人々でも，それと同じ脳領域にしばしば機能障害があることが研究で明らかになっています。

　私はニューヨーク市のHillside病院で，William Barr医師およびAlexandra Economou医師と一緒に神経疾患患者の研究を行いました。そこでは異なる3つの脳部位に病変が認められ

た患者それぞれについて，病識が障害されているパターンを比較しました。この研究は，Stanley 基金の資金提供によるものでしたが，その目標の1つは，病識を失わせる可能性が最も高い脳の機能障害を明らかにすることにありました。予想通り，前頭葉に病変のある患者の方が，左後頭葉が障害されている患者よりも病識に関する問題が多く認められました。ここで，例を示します。

　George さんは，脳卒中の既往がある 71 歳の男性です。彼に，図の左側にある時計の絵をまねて描いてもらいました。この時計を描く前に，「この絵をまねて書くのに，何か支障はありそうですか」という質問をしました。

　この質問に George さんは，0＝まったく支障はない，1＝若干支障がある，2＝かなり支障がある，3＝実行不可能という4段階で答えるように指示されました。彼は「0」と答え，別にまったく問題ないと話されました。右側の絵は，彼がかなり苦労して描いたものです。

　George さんは，脳卒中のため，このような簡単な課題が行えないということを認識できないのですが，もっと驚くことが次に起こったのです。彼は「時計を書いてみて，何か支障がありましたか」と尋ねられた時，「いいえ，まったく」と答えたのです。さらに質問すると，彼は自分が描いた時計の図と私たちが示した時計の図との違いを理解できていないことが明らかになりました。

第3章 問題の根源 病態失認（Anosognosia）についての新たな研究　57

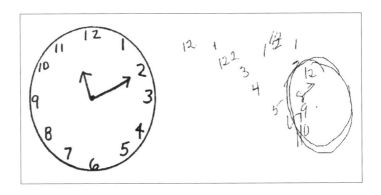

　描いた数字が円からはみ出していることを指摘されると，彼は慌てた様子で「ちょっと，待ってくれ。それは私が書いたものじゃない。私が書いたのはどうしたんだ。すり替えたんだろう」と言いました。これは作話の一例です。作話は，まわりの世界の記憶と解釈との間のギャップを埋めるために脳が反射的に生み出すものです。誰でも皆，少しは作り話をしています。誰かがなにかの出来事について詳しく話している時に，その人がふと話を止めて「ちょっと待って，うそうそ，どうしてそんなこと言ったのかしら。そうじゃなかった」と言うのを聞いたことがあるでしょう。これは，その人が作り話をしたことに気づいて，自ら訂正した例です。

　作話は脳の機能障害を持つ人々に特によく認められる「作られた」記憶あるいは体験です。しかし，そのような人は自ら訂正をすることはほとんどありません。なぜなら，訂正の必要性があるとは思っていないからです。George さんが，「すり替えたんだろう」と言った際には，嘘をついていたわけではありません。その時に納得するためには，そう信じるしかなかったの

です。

彼は，現在の自分ではなく，過去の自分と結びついた思い込みの元に行動していたのです。

William James は，彼の著書の「心理学原理」の中で「知覚は，眼前のものからの感覚を通して得られたものと自身の心に由来するものからなっており，後者のほうがより大きな部分を占めることがあるかもしれない」と述べています。

James の洞察を示す例として，前述した George さんの例ほど適切なものはないでしょう。George さんは，視覚を通して自分の描いたものを「見た」のです。しかし，彼のその時計についての知覚，つまり彼の脳内で作られた絵のイメージは，彼の眼が見たものとはまるで異なっていました。Geroge さんは，時計の単純な絵をまねて書くことなんて簡単なことだという思い込み，いわば自己概念を持っていました。あなたの中にも，自己概念の一部として，同様の思い込みがあるでしょう。あなたは，自分に芸術的才能があるとは考えていないかもしれませんが，求められればそれなりの模写ができると思っているでしょう。このような思い込みは，Geroge の脳の中に残ってしまい，彼の視覚からも切り離され，彼を襲った脳卒中によって修正されないままになっているのです。彼は，現在の自分ではなく，過去の自分と結びついた思い込みの元に行動していたのです。彼は，歪んだ円の外にはみ出している数字を「見た」のですが，それらの数字が左右対称の円の中のしかるべき位置にきちんと収まっていると「知覚」したのです。我々の脳は知覚を整理し，時には知覚を組み立てるのを助けるように作られてい

第3章　問題の根源　病態失認（Anosognosia）についての新たな研究　59

るのです。

　ここで，いま話していることについての
簡単な例を一つ挙げてみましょう。右の四
角形の中には，どのような文字が見えます
か。

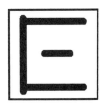

　もしあなたの答えが「E」であれば，あなたは，この課題で
大多数の人々が見たものを見たことになります。しかし現実に
は，あなたはEという文字を「見た」わけではありません。
あなたが見たのは，2つの直角で結ばれた線（「C」という文字
の四角形バージョン）と，長い線とはつながっていない短い線
です。でもあなたが「E」と答えたのは，あなたがEという文
字を「知覚」したからです。視覚過程とあなたの脳の記憶回路
が，線と線の「隙間を埋めた」ので，そのように答えることに
なったのです。

　しかし，重度の精神疾患における病識の乏しさに神経学的な
原因があることを証明するためには，神経疾患患者との類似性
だけでは十分ではありません。検証可能な仮説と，それを裏づ
けるデータが必要です。統合失調症患者では前頭葉機能の神経
心理学的検査での成績が不良であることを知ったので，我々は
「病気を認識しないことと前頭葉機能の神経心理学的検査成績
との間には強い相関関係がある」という仮説を立てました。

　カナダのトロントでDonald Young博士と彼の同僚は，すぐ
に我々の仮説を検討し，実証しました。彼らは，統合失調症患
者における前頭葉機能検査の成績が病識のレベルを予測するか

どうかを調査し，両者には強い相関があることが分かりました。特に注目すべきは，この相関はIQも含めたこれ以外の認知機能とは関係がなく，独立したものだったという事実です。言い換えれば，病識の乏しさは知的機能の全般的な問題よりも，前頭葉の機能障害に関係していたのです。まとめると，これらの結果は，病識の乏しさとその結果生じる治療拒否は，患者が情報に基づいてこれを自ら選択したというより，精神的な欠損から生じるとの説を強く支持するものでした。

しかし，「ツバメが一羽きたとて夏にはならない」という格言のように，1つの研究結果だけでは，議論の余地がない事実とするわけにはいきません。病識の乏しさが前頭葉機能障害の結果であるかをよりはっきりと定めるために，次のステップとしてYoung医師と彼の同僚の研究成果を新たな患者群で再現しなければなりません。

結局，病識の乏しさと前頭葉機能障害に強い相関があるとする所見は，さまざまな研究グループによって何度も確認されています（次頁に示す表を参考にしてください）。この仮説を裏付ける研究でまだ公表されていないものがありますので，あなたがこの本を読まれている時点では，間違いなくこの表にさらに新たなものが加わっています。

別々の研究者らによって繰り返し検討が行われることは，精神医学研究ではめったにありません。そして，さまざまな研究者らがYoung医師たちと本質的に同じ結果を見出したという事実は，病識と前頭葉との関連の強さを物語っています。この関連性を証明できなかった研究も少しはありましたが，それらでは研究デザインにおける方法論的問題がその原因と思われま

第3章　問題の根源　病態失認（Anosognosia）についての新たな研究　61

表　遂行（前頭葉）機能障害と病識の乏しさについての研究リスト

- Young et al. *Schizophrenia Research*, 1993
- Lysaker et al. *Psychiatry*, 1994
- Kasapis et al. *Schizophrenia Research*, 1996
- McEvoy et al. *Schizophrenia Bulletin*, 1996
- Voruganti et al. *Canadian Journal of Psychiatry*, 1997
- Lysaker et al. *Acta Psychiatr Scand*, 1998
- Young et al. *Journal of Nervous and Mental Disease*, 1998
- Bell et al. Chapter in: *Insight & Psychosis*, Amador & David, Eds. 1998
- Morgan et al. *Schizophrenia Research*, 1999a & 1999b
- Smith et al. *Journal of Nervous and Mental Disease*, 1999
- Smith et al. *Schizophrenia Bulletin*, 2000
- Laroi et al. *Psychiatry Research*, 2000
- Bucklet et al. *Comprehensive Psychiatry*, 2001
- Lysaker et al. *Schizophrenia Research*, 2003
- Drake et al. *Schizophrenia Research*, 2003
- Morgan and David（review）in *Insight and Psychosis*, 2nd Edition（Oxford University Press, 2004）

す。

　統合失調症やその他の精神病における病識の乏しさと脳の機能的・構造的な異常（多くは前頭葉が関係）との関連を示した新たな一連の検討結果もあります。これらの脳画像研究（MRI, CT, PETなどによる）については，「Insight and Psychosis, Amador XF and David AS, Oxford University Press 2005」にまとめてあります。

　これまで述べたこと，そして病識の乏しさと脳の構造的異常を関連づけた新たな研究からひとつの結論が得られるでしょう。それは，統合失調症や類縁の精神病性障害がある患者の多

くでは，病識欠損とその結果生じる治療アドヒアランスの低さは，頑固さや否認のためというより，脳の損傷の結果生じているということです。

もし，病識の問題が「否認」(すなわち，コーピングメカニズム，防衛機制)の結果だという時代遅れな考えを持っている精神保健の専門家がいたなら，DSM-IV-TRの「統合失調症および他の精神病性障害」に関する項(P.297)を見てみるよう伝えてください。そこには以下のように記されています。

関連する特徴および障害
「統合失調症をもつ人の大部分は，自らが精神病性の病気をもっているという事実についての洞察に乏しい。不十分な病識は病気と戦う方策の表れというより疾患そのものの表れである……脳卒中で神経学的な欠損によって認識ができない場合の病態失認と名づけられたものと同様なのである」

さて，もしあなたが教育しようとしている人が，この見解に強い抵抗を示し，慎重な読者だとしたら，「そうですね。でも，Amador博士はDSMのこのセクションの共同編者でしょう。だから，彼が信じていることが書かれただけじゃないですか。それでは，なにも証明されていないと思いますよ」と言うかもしれません。そう言われたら，DSMの改訂版の導入部分を読んでもらいましょう。そうすれば，このDSMにおける全ての文章は，追加される前に専門家による相互評価が必須であることが分かるでしょう。ここでいう相互評価とは，私以外のこの領域の専門家が関与して行われます。そこでは私と共同編者は

変更したい文章を提示するのですが，その変更はそれを支持するような研究論文に沿って作られているのです。すべての変更点は信頼性があり，根拠が明確な研究成果によって支持されたものでなければなりません。病識の乏しさを病態失認というより否認とするような時代遅れの説は放棄されているのですが，その変化はゆっくりしたものです。けれども我々は進歩しているのです。

病態失認に関する新たな研究

　私は，米国国立精神保健研究所が発行している Schizophrenia Bulletin 誌で，「統合失調症における病識の乏しさ」に焦点を当てた特別号でのゲスト編集者になったことがあります。この特別号は 2011 年後半に出版される予定です。そこには病気を気づけない根本的な原因となっている脳の機能障害についての直近の研究が簡潔にまとめられていますので，読者のみなさんにとって助けになるのではないでしょうか。次頁の表はそれらの研究の一部をリストアップしたものです。

病態失認と否認

　「自分が今，取り扱っている問題が病態失認なのか否認なのかを，どのようにして見分けるのでしょう」と聞かれることがよくあります。病態失認を示す次の3つのポイントに注意しましょう。

1. 病識の乏しさが重篤で，持続性（数ヵ月から，数年間続く）である

表 病識の乏しさと前頭葉機能障害との関係

研究者	年	掲載誌	結果
Young et al.	1998	*The journal of nervous and mental disease*, 186 (1), 44-50.	病識のなさは,神経心理学的検査で測定した前頭葉機能不全に関連している
Laroi et al.	2000	*Psychiatry Research*, 2000 Nov 20; 100 (1):49-58	遂行機能,前頭葉機能を検討できる Wisconsin Card Sorting test における欠損は病識の乏しさと有意に関連していた
Keshavan et al.	2004	*Schizophrenia Research*, 70, 187-194.	病識の欠損は記憶,学習,遂行機能を含む全般的な神経ネットワークの機能不全に関連しているかもしれない
Aleman et al.	2006	*British Journal of Psychiatry*, 189, 204-212.	とりわけ set shifting や error monitoring などの神経心理学的機能障害は精神病の病識の乏しさの原因となる
Pia & Tamietto	2006	*European Archives of psychiatry and clinical neuroscience*, 60 (5), 31-37.	統合失調症の病識の乏しさは,前頭葉領域の脳損傷後に生じる神経的疾患のように起こってくるのかもしれない
Shad et al.	2006	*Schizophrenia Research*, 86, 54-70.	病識欠如は The Wisconsin Card Sorting test (WCST) のような遂行機能を評価する神経心理検査での低いスコアと関連する
Sartory et al.	2009	*Schizophrenia Bulletin*, 35 suppl.1, 286.	病識欠如は verbal recognition performance と相関し,自覚欠如は verbal recognition performance の乏しさでもっとも良く説明される

2. 「私は病気じゃない」「症状はなにもない」との思い込みは固定されていて，それが誤っているという絶対的な証拠を前にしても，変化しない。
3. 非論理的な説明や作話によって，病気である証拠をなんとか言い逃れようとする

　理想的には，神経心理学的検査によって遂行機能障害が明らかにできるかという点も知りたいところでしょう。それは神経学的な問題なのか，防衛に由来しているのか，あるいはその両方が関係しているかもしれません。しかしそこで最も大切な点は，「その人が治療を受け入れられるのに，こちらがどんな援助ができるのか」ということです。これこそが，本書の残りの部分で扱う中心になります。重篤で持続性な「否認」の原因よりも，それにどのように対応するのかの選択の方が，はるかに重要なことをよく覚えておいてください。

　もしも否認が本当に病気の症状だとすれば，その人を助けられないのではないかと皆さんの多くはがっかりしているでしょう。あなたもそう感じているかもしれません。この章の残りの部分はそんなあなたのためのものです。

損傷した脳は，「代償」しやすい
　この点についての研究の結論は，「損傷した脳が病識や治療への受け入れを阻害する障壁を作り出している」ということになります。しかし，それは皆さんがそのような人を援助することに絶望する理由にはならないのです。ここで得られた知識を使って，病気の人とあなた自身にすぐ役立つ2つの方法があり

ます。

　1つ目ですが，病気の人に助けを受け入れるよう説得しようとして行き詰まった時には，「敵は脳の機能障害で，その人ではない」ということを思い出しましょう。このような発想の転換で，がっかりした気持ちを減らし，もっとうまくやれるようになり，あなたが援助しようとする人との協調関係を作って，これからの長い道のりを進めるようになります。2つ目ですが，この知識は，「その人を助けて治療を受け入れさせることができる」との，あなたの希望を蘇らせるためにも使えるのです。

　希望はあるのでしょうか。さっき多くの方がそう思われるだろうと述べたように，これまでにまとめた研究の結果を読んで，あなたも楽観的ではなく悲観的，混乱した気持ちになっておられるかもしれません。「どのみち脳の損傷は修復できない」と思っているのではないですか。乏しい病識が脳の機能障害の症状の一つだとしたら，そこからどんな希望を持てばいいのでしょうか。

　頑固や防衛的というような性格傾向の方が，脳の損傷による欠損よりも改善させやすいという通説があります。実際には，ある人の性格を変える方が，脳の機能障害を代償する方法を教えるよりもずっと難しいのです。脳の機能障害が病識の乏しさを引き起こすと言われると，最初は，がっくりしてしまうかもしれませんが，実は，新たな希望がここから生じるのです。

　多くの脳損傷では，その後にリハビリテーションが可能です。一部の脳細胞では修復が生じますし，そうでなくても，損

傷を受けていない脳の部位によってその機能はしばしば補われるのです。このような症例では，医師は病変によって生じた欠損を慎重に評価し，失われた能力を代償するための計画を作ります。これは，脳卒中，脳腫瘍，頭部外傷やその他の原因による中枢神経系の損傷の後に普通に行われていることです。実際には，リハビリテーションの専門家が，この役割を担うために特別に訓練されており，それはよく認知矯正法（cognitive remediation）と呼ばれます。

　この方法は，重度の精神疾患に罹っている人が病気を自覚し，治療への積極的な参加を促すための新たなスキルを獲得するのにとても有効です。次章では，自覚の欠損について，その本質の理解と重症度の評価方法，そしてこれらの欠損を代償するための計画作りを学んでいきます。この方法によって，その人がある種の自覚を持てるように援助することが可能になります。これは病気へうまく対処し，治療を受け入れるために必要なのです。幸いなことに，これらは皆さんが思っているよりも，ずっと簡単なのです。

パート II

LEAP を使って支援する

欲しいものはいつでも手に入るわけじゃない。
だけどそうやっているうちに，ある時ふと気づくんだ。
本当に必要なものだけは，
もうあるんだっていうことに

ミック　ジャガーとキース　リチャード
ザ・ローリング・ストーンズの 1969 年のアルバム
「Let it Bleed」から

第4章　正しいやり方と誤ったやり方

「最後に，1つだけ教えてください」ハリーが言った。「これは現実のことなのですか。それとも，全部，僕の頭の中で起こっていることなのですか」

ダンブルドアは晴れやかにハリーに笑いかけた……「もちろん，きみの頭の中で起こっていることじゃよ，ハリー，しかし，だからと言って，それが現実ではないと言えるじゃろうか」

　　　J.K.Rowling『ハリー・ポッターと死の秘宝（下）巻』
　　　　（静山社，2008，p. 506）

「Michael 君が，再入院になるよ」と，Karen Holloway 先生が嘆息をつきながら言いました。そして，私が座っていたナースステーションへやってきて，「あなた，救命救急室で入院の手続きをしてきてね」とも言ったのです。

「えっ，Michael Kass 君ですか」と私は，怪訝に思って尋ねました。

「そうなのよ」Holloway 先生は私の驚きをちょっと面白がっているような調子で答えました。「しょうがないのよ。回転ドアにはまり込んじゃう患者もいるんだから。Michael 君もそうなのね」

これは1998年の話で，Holloway 先生は，私がインターンを

していたニューヨーク市の病院のチーフレジデントでした。彼女は私がこれまで一緒に仕事をしてきた中でも特に思いやり深く，聡明で，分別のある臨床医の1人でした。回転ドア患者*という診断を軽率に，同情心もなくつけたわけではなかったのです。

　Michael Kass君は，1ヵ月間入院して，ほんの6週間前に退院したばかりでした。退院時には幻聴はなく，妄想は残存していましたが，それについて話そうとはしていませんでした。そのため，私たちの外来クリニックの1つでフォローアップ治療を受ける段取りになっていたのです。

　Holloway先生の言い方から，Michael君がこんなに早く戻ってくることに，自分ががっかりし，驚いていることに気づきました。定員オーバーのエレベーターなど待っていられないと思い，階段を1段飛ばしで8階下の救命救急室まで降りて，「精神科救急」という札のついた扉へ向かいました。その扉の向こうには，他の救急施設からは切り離された部屋が5つあり，左側から患者用が4つ並んでいて，右端にはナースステーションがあるのです。扉を開けて，私はすばやく右に曲がり，ナースステーションに入りました。振り分け係の看護師と話ができるまでは，自分がそこにいることをMichael君に知られたくなかったのです。そこで受けた報告は私を失望させるものでした。

　Michael君は退院後，両親と一緒に住むために自宅へ戻りましたが，退院後初めての外来に来ませんでした。60代後半の

---

　*訳注　回転ドア患者とは，精神科に入退院を繰り返す患者のことです。

両親は，Michael君が医者の診察に行ってなかったことを知りませんでした。両親は外来診察について息子に尋ねましたが，彼は話したがらなかったのです。彼らは診療所にも電話をしましたが，35歳にもなる息子が予約どおりに受診したかは誰も教えてくれません。さらに，両親は退院時の処方である1週間分の薬がなくなった後に，続けて薬をもらっていなかったことも知りませんでした。

　私は，振り分け係の看護師が取り寄せてあった彼のカルテを20分ほどかけて目を通しました。そしてナースステーションを出て，また来てしまった彼に挨拶をしました。

　私「やあ，Michanさん，調子はどうですか」

　Michael「アマドラフロア先生，ここで何してるんですか」と彼は妙なかけ言葉[6]を言ったり，笑ったり，しゃべり続けました。

　Michael「ここから出してくださいよ。なんだっていいでしょう，誰も傷つけてなんかいませんよ，警察は勘違いしているんです。ここから出してね，いいですね。ここから出さなくちゃいけないんだ，だって……」

　私「Michaelさん，Michaelさん，ちょっと待って，ちょっと，待ちなさい」と私は彼の話を遮ろうとしました。

　Michael「僕は，こんなところにいちゃいけないんだ。ぐずぐずしてたら，見つかっちゃうよ。出して，出してくれよ，いいよね」

(注6)　思考障害の特徴の1つで，精神病によく認められる症状です。言葉が韻を踏んで続くことがあります。

私「Michael さん，落ち着いて，なにがあったのか教えてください，いいですね」

Michael「だから，あったことを話してるんですよ。僕はここにいてはいけないんです」。彼の口調から，明らかにいらいらしていることが分かりました。

お決まりのチェックリストを一通りこなすだけで1時間近くもかかりました。精神的現症[7]の欄を完了し，現在の精神症状を評価してから，一体何があったのか，なぜ精神科救急室にいるのかについての彼自身の説明を聞きました。ここから出してほしいと懇願し続ける Michael 君を置いて，とりあえず今分かったことを書き留めようと，私は「ちょっと失礼」と言ってナースステーションへ逃げ込みました。

Michael 君には，行動にいちいち横やりを入れてくる政府機関のスパイの声がまたしても聞こえるようになったのです。彼と話をしている時に，「声」はなんと言っているのかと尋ねてみましたが，「あいつは，ベッドに座ってあの医者と話している。もう我々から逃げられないぞ」と声が言っていたというのです。そんな声が聞こえているのですから，「秘密の連邦政府機関が彼の行動を監視し，殺そうとしている」という妄想を抱くのも無理はないかもしれません。

Michael 君のカルテには，幻覚が再燃し，以前からある政府機関のスパイからの迫害妄想が悪化していると書きました。そ

(注7) 精神的現症は精神疾患の診断の基礎ですが，意識の明瞭さ，記憶，注意，感情，思考プロセス，病識，および精神疾患のさまざまな症状の評価が含まれます。

して，今のところ自殺や殺人の危険性は認められないこと，「病気だという認識」が乏しいことなど，面接中に気づいた多くの所見を記しました。私は6週前の退院の時と同じ抗精神病薬を再開すること，「安定」させるために我々の精神科病棟への入院が望ましいことを書面にしました。そして Michael 君のもとへ戻り，書面に書いた私の治療方針を話した上で，自分で署名して数週間入院するように言ったのです。

　しかし，彼は「これ以上ここにいたら殺されてしまう」と言って，それを拒否しました。

　Michael 君は地下鉄のトンネル内に隠れているのを発見され，警察が連れ出そうとして取っ組み合いになったのです。これはまさしく強制入院が必要な典型例だと思いました。発見された時，数日間食事も入浴もしておらず，運行中の線路のすぐ近くで野宿していたという危ない状態でした。警察には，「彼ら（連邦政府のスパイ）もこんなところまでは探そうと思わないだろう」と説明したそうです。私は Holloway 先生を呼び，本人の意思に反して72時間入院させるための所定の用紙に先生が署名したのです。72時間後になっても Michael 君が入院を希望せず，その時点でも精神疾患のために危険と判断されれば，さらに30日間の強制治療を命ずる裁判所での判決を求めることになります。

　Michael 君に治療計画を説明したときに彼がひどく怒ったのも分かるような気がします。彼はひどく怯え，病院にいたらきっと殺されてしまうと信じて譲りませんでした。それでも注射した後はかなり落ち着き，上の階の精神科病棟へ行くことができたのです。

> Michael 君を治療に参加させるためになにかがなされない限り，この入院は絆創膏を貼る以上のものではないでしょう。

 ひとまず目の前の危機は回避したものの，Michael 君を治療に参加させるためになにかがなされない限り，この入院は絆創膏を貼る以上のものではないでしょう。彼は一応は「安定」して，絶対に使わない処方箋を持たされ，守るはずのない予約をとって，退院するのが目に見えています。それは「僕は病気じゃない。薬じゃなくて，連邦政府のスパイからの保護が必要なんだ」と思っているからです。

誤ったやり方

 私が Michael 君に対して用いたメディカルモデルは，病識の乏しさや服薬拒否などの長期の問題への対応には多くの場合，誤ったやり方と言えます。メディカルモデルでは，だいたい次のような流れになります。まず診断と治療方針が決まると，それらが患者に知らされます。もしそれを患者が拒否しても，その患者が強制入院の法定基準に適合すれば，その患者の管理は医師の手にゆだねられます。症例によっては，善意のパターナリズム*による倫理の下で，医師は患者の意思に逆らってでも治療を進めることができます。我が子にとってなにが最善かを知っている親のように，医師はその人の意思に反してで

---

*訳注　パターナリズムとは，強い立場にある者（この場合は医師など）が，弱い立場にある者（この場合は患者）の利益になるようにと，多くは本人の意志に反して介入することを言います。

も入院させ治療することが許されるのです。確かに，これほど劇的ではないにしても，私たちは誰もが似たような法律に日頃から従っています（例えば，シートベルトの着用，ペットの狂犬病予防接種の義務，オートバイのヘルメットの着用，飲酒運転の禁止などを求める法律など）。

　このモデルによれば，私が次にしなければいけないのは，Michael 君に病気と治療の必要性について教育することでした。本書を読んでおられるなら，Michael 君のような場合，病気についての教育をしても，それが自分が病気だという認識へと繋がっていかないのがお分かりでしょう。実際，彼が病院にいた 2 週間もその通りでした。

　私は彼に妄想と幻覚についてすべて話し，彼の病気への「否認」に正面から立ち向かいました。問題の本質と，なぜ治療を受け入れるべきなのかを，彼に説明したのです。前回の入院の際とまったく同じように，Michael 君はいったん安定するとすぐに，退院してからも薬を服用することに同意しました。そこで，「病院から出るためにそう言っているだけなんじゃないですか」と聞いてみると，彼はちょっときまり悪そうにそれを認めて，「自分にはなんら悪いところはないのだけど，ただまわりの皆が放っておいてくれないだけなんです」と言うのです。しかし，彼はだいたいは治療方針に忠実のようで「薬物療法が役に立つことも，薬をのまなければいけないことも分かっています」と述べていました。皮肉にも，薬物療法に反応して症状のいくつかに効果が現れるにつれて，一貫して医師の考え方に忠実なふりをするのがますますうまくなっていったのです。

　重度の精神疾患がある人が病気を自覚しない場合，メディカ

ルモデルのような伝統的医療モデルでは滅多にうまくいきません。このモデルは「患者は自分に問題があり，助けを求めているので医師に受診するのだ」という想定に基づいています。そこでは医師が敵ではなく味方で，最初から患者と協力しながら治療を進めることになっています。

　退院した後に外来で服薬せず，病気が悪化して，再入院するという，Michael 君に起きたことはまさに典型的です。彼に生じていた，より大きな問題への私の対応は，またしても不適切だったのです。私はメディカルモデルに則って，診断と治療に焦点を当てていました。これは，「自分には何の問題もないから助けはいらない」と何年もずっと言い続けてきた人には間違ったやり方なのです。その人の病識の乏しさが短期的なものならこのやり方も悪くはないのですが，それが長く続く場合はほとんど意味がありません。なぜなら，そのような患者は自分を「患者」だとは認識していないからです。

こんなことがあなたに起きたらどうなのかを想像できたら，**精神疾患で妄想と病態失認の両方がある人がどんな体験をしているかを少しは分かるでしょう**。

　この点について分かりやすくするために，例えを使って説明しましょう。「いま住んでいる場所には，あなたは住んでいなかったのですよ」と私があなたに話したとします。あなたは笑って，冗談はよしてくれと言うでしょう。ところが，そこで私が裁判所に禁止命令を出してもらって，あなたが自宅の住所だと話した場所に近づけなくしたらどうでしょうか。

　さらに考えてみましょう。あなたには家族などの同居人がい

るとします。ふと見ると，その人たちがこの裁判所の命令書に署名しています。あなたはどう考えますか。その人達になぜ署名したのかを聞くために電話をしたとすると，その答えは「あなたはいい人なのかもしれないけど，この辺りをうろつき続けるのなら，私どもは警察を呼びますよ。あなたはここに住んでいないんです。告発なんてしたくはないけど，あなたのやり方によっては警察を呼ぶしかありません。もう電話をかけてこないでください。あなたには助けが必要です」というようなものだったら。

　こんなことがあなたに起きたらどうなのかを想像できたら，精神疾患で妄想と病態失認の両方がある人がどんな体験をしているかを少しは分かるでしょう。

　例えを続けましょう。あなたは自宅に帰って警察に逮捕されたとします。あなたの住所にいる親切な人たちはあなたを告発したくなかったので，警察はあなたを救急病院へ連れて行きました。そこで私が登場して，自分が住んでいると思っている場所に住んでいるという「妄想」のために精神科の薬をのむようにと勧めたら，それを受け入れられるでしょうか。とても無理ですね。この場面のロールプレイを何度もやってきましたが，答えは必ず「無理」です。その理由を尋ねると，ロールプレイの相方は笑って「それが本当のことだからですよ。自分のことや，どこに住んでいるかくらい分かっています」と答えるでしょう。

　これが，妄想と病態失認を伴った重度の精神疾患に罹った人が陥っている状況です。メディカルモデルではこのような人の信頼や協力を得ることはできません。こんな状況に置かれた

ら、あなたでも私でも病院から退院してしまえば薬はのまないでしょう。このような状況に置かれた人の視点で状況をみてみれば、その人の考え方も分かってくるのではないでしょうか。

正しいやり方

　私の経験では、敵対的な関係を協力関係に変えて、その人が長期的に治療に関われるようにすることはそれほど難しくありません。焦点を絞って努力する必要がありますが、主なポイントを理解して身につければ大変ではありません。一番難しいのは、あなた自身の思い込みをひとまず脇に置くこと、そして、これまでいかに意見を戦わせてもその人の意見を変えられなかったという点を忘れないことです。

　私からできる最良のアドバイスは、病気だと説得するのはやめることです。あなたは「その人が精神的な病気かどうか」知っているのかもしれないけれど、それをその人に納得させるだけの力はないことを受け入れれば、今まであるとは思えなかったドアを開くことができるのです。あなたがその人に精神的な病気にかかっているのだと納得させられたなら、この本を読んでいないはずです。だから、まず言い争うのをやめて、耳を傾けはじめましょう。妄想的な考えや、自分は病気ではないという思いも含めて、自分のものの見方が尊重されたとその人が感じるようにするのです。

だから、まず言い争うのをやめて、耳を傾け始めましょう。妄想的な考えや、自分は病気ではないという思いも含めて、自分のものの見方が尊重されたとその人が感じるようにするのです。

ハリーポッターの質問への魔法学校のダンブルドア教授の返答をこの章のはじめに引用しましたが，その通りなのです。どの点から見ても，その人の経験はまさしく現実で，その人にとっては本当に病気ではないのです。

このようなやり方でその人に関われば，その人と同盟を組み，治療を受け入れる理由を見つけるような共同作業ができるようになります。それは，たとえ，その人が病気とは思っていなくてもできます。この際に，その人にとっての現実，すなわちその人の体験の「現実性」にあなたが賛同する必要はありませんが，それを傾聴し，心から尊重しなければいけません。

私たちはその人が病気とは関係ないと思っている色々な問題を軸に，その人が治療を受け入れるように援助してきました。それらの問題とは，「自分への陰謀で生じるストレスを減らしたい」，「よく眠れるようになりたい」，「家族の邪魔をやめさせたい」，「CIAから来る声のボリュームを下げたい」などです。

でも，このような考え方をあなたにすぐに受け入れてもらいたいとは思っていません。ほとんどの人は，「これはどうかな」とか，「ちょっと怖い」と思うでしょう。病気かどうかの論争から1歩下がる姿勢は良いけれど，それがどう役立つか分からないと思う人もいるかもしれません。これらの懸念について，私のやり方とその背景になる科学的データを説明することで答えていきましょう。

動機づけ強化療法とLEAP

否認に立ち向かったことがあれば誰でも，あると思っていない「問題」についてその人をいくら教育してもそれを改められ

ないことが分かっています。そのような試みは,その患者が自分を「患者」だとは認識していないので,無益なのです。またこのような場合,正面からの議論や集団療法による「介入」はほとんど効果がないことが研究によっても分かっています。多くの人の考えとは逆ですが,このような「介入」には良いことはなく,むしろ害になるのです。

では,どんな方法が良いのでしょうか。動機づけ強化療法(Motivational Enhancement Therapy：MET)は科学的に立証された方法で,その人が否認から治療受け入れへと向かうことを助けることができます。この方法は20年以上前に,薬物やアルコール乱用の患者と取り組む専門家のために作られました。しかし,薬物乱用の問題がある人を治療に向かわせる効果があることが証明されているにも関わらず,残念ながら,重度の精神疾患のある患者に対してこれを使うためのトレーニングを受けたセラピストはほとんどおりません。このような人々に対してのMETを用いることを支持する研究は数多くあるのですから,この状況を変えるべきなのです。

2002年に,この20年間に行われた統合失調症患者への服薬アドヒアランスの改善を目的とした研究をまとめた結果が,Annette Zygmunt博士らによってAmerican Journal of Psychiatryに掲載されました。この論文では「治療教育(psychoeducation)に基づいたさまざまな介入や家族療法が臨床では一般的であるが,それらは治療へのアドヒアランスを改善することに関してはほとんど効果がみられなかった。……一方,動機づけの技法(motivational technique)を行っているプログラムでは共通して効果が見られた」とのことが明らかにされました。著者らの

言う動機づけの技法は，動機づけ強化療法（MET）の主要な要素なのです。

我々が治療者に教えていたこの特異的なコミュニケーションスキルと戦略は，誰でも身につけられることにすぐに気がつきました。

　このZygmunt博士らによってまとめられた論文と同じエビデンス（訳注：公表された文献によって確認された科学的根拠）に基づき，Aaron, T. Beck博士（彼は多くの人から認知心理学の「父」と考えられています）と私は，重度の精神疾患のある人々への入院治療研究のために，動機づけ強化療法に基づいて，薬物と病識療法（Medication and Insight Therapy：MAIT）を開発しました。

　その当時（1990年代半ば），私たちはこの方法を治療者にしか教えませんでした。でも，この特異的なコミュニケーションスキルと戦略は誰でも身につけられることにすぐに気がつきました。それは複雑な治療介入というよりも人と人とのコミュニケーションスタイルなので，この治療法の主要な要素を用いるのに医師，精神科ソーシャルワーカー，博士号などの資格は必要ないと思うようになりました。そこで私は精神保健の専門職だけでなく，家族や司法関係者にも同じように教えられるような，非専門家向けのバージョンを開発したのです。

傾聴-共感-一致-協力（LEAP）技法
　その結果，傾聴-共感-一致-協力（LEAP）技法ができあがりました。本書の初版が出版されてから10年間で，私は米

国内や海外で何千人もの人々に LEAP を教えてきました。私の LEAP ワークショップのねらいは，どうしたら重度の精神疾患がある人に治療を受け入れてもらえるかを，家族や医療関係者に示すことでしたが，どのセミナーでもこの方法がもっと幅広いさまざまな問題に役立つと皆さんが話してくれました。これは，私自身が感じてきたことでもあります。

　精神疾患への病態失認でも，単なる病気への否認としてもどちらでも良いのです。いずれにしても，LEAP はあなたの役に立つでしょう。

第 5 章　LEAP を身につける

　5 歳になった頃，私はバットマンになりたいと思っていました。スーパーマン，スパイダーマン，超人ハルクもいいんですけど，なんと言ったってバットマンの「マントの騎士」が 1 番で，他のヒーローたちは遠く及びませんでした。でも，気に入ったのはマスクやとんがった耳ではなくて，あの凄い「バット・ユーティリティベルト」なんです。ハロウィーンの格好は絶対バットマンじゃなきゃだめでした。あのベルトを初めて締めた時，どんな気持ちになったかを今でも覚えています。それは，正義の力を持ち，すべての悪を倒し，不正を正し，そして言い伝えられるのだという感じでした。

　バットマンのなによりも良いところは，ごく普通の人間だったことです。超人的な力を持っているわけではなく，彼を際立たせていたのはツールベルトなのです。そのベルトにはハイテクの粋を集めた機能が付いていました。私のお気に入りは，歯間ブラシのように細いロープの先に鉤がついているもので，それでビルの壁を歩くように登れるのです。これらのツールのおかげで，どんな壁でも登れ，どんな障害にも打ち勝ち，どんな敵でも倒せたのです。

　あなたにもツールベルトがあると思ってください。ベルトの素材はなんでも好きなもので，あのドルチェ＆ガッバーナのようにスタイリッシュなものでも，Craftsman のように質実剛健でもいいんです。ベルトの左側には医学的・心理教育的手法で日頃使うツールがいっぱい付いています（例えば，診断方法，

診断についての患者教育，今後の経過の説明と治療のための処方箋，妄想だと分からせる方法など）。こうしたツールは病識があって助けを求めている人にはとても効果的で，つまり，自分を患者だと分かっている人にはぴったりなのです。

　ところで，あなたのツールベルトの右側は空っぽで，リングやフック，ポケットが空いています。そこには自分が病気とは思っていない人に治療を受け入れてもらう際に役立つツールをいつでも取り付けられるのです。そこに取り付けるツールをこれから提供します。これはとても役立つのですが，使いこなすためには練習が必要です。

　最初のもっとも大切なツールは，次章にまとめてある「理解して返す傾聴」ツールです。同時に，こちらの意見を言わずに傾聴しつつ，「妄想を受け入れない」やり方や「意見は後で言う」やり方もお伝えします。後者は「つまり私が病気で，この薬をのまなければダメだということなんでしょう」などといった返答に窮する類の質問をされたときに使うのです。そして，なぜそのような質問に答えるタイミングをできるだけ遅くした方が良いのか，さらに，あなたの意見を言う正しいタイミングの選び方についても説明しましょう。そして「あなたの意見を述べる」ツールですが，ここで大切なのは，相手の顔を立て，自尊心を傷つけず，裏切られたと感じさせないやり方です。そこでは，相手が出て行かずに話し合いが続けられることこそがなによりも重要なのです。

そのためには，その人に病気だと納得してもらうというあなたの目標は，とりあえず棚上げしなければなりません。

LEAPを使ってみると，それが否認や病態失認のある人に取り組む際に有効なことが直感的にすぐ分かると思います。基本原則さえ学べば，それはあなたがこれまでやってきたものよりもずっと役に立ちます。LEAPの中核となるツールは，傾聴（理解しながら耳を傾ける），共感（その人が病気で治療が必要だと言い争っていた際には，出てこなかったこの気持ちを，戦略的に用いる），一致（意見が一致するところを探し，意見が合わない点もそれをお互い認め合う），そして協力（一緒に作った目標の達成への協力関係を築く）です。

　LEAPの最初の目標が，傷ついてしまった関係性の修復になることがしばしばあります。それはメディカルモデルにこだわって，「先生がいちばん良い方法を知っているんだ」という姿勢のために傷ついてしまった関係に対してです。次の課題はその人が治療を受け入れるために，「その人自身が納得できる」理由をみつけることです。そのためには，その人に病気だと分かってもらうというあなたの目標は，とりあえず棚上げしなければなりません。

傾聴する時の目標は1つだけで，それは，話している相手のものの考え方を理解し，あなたが理解しているということを相手に伝えることなのです。

　LEAPの要は「理解して返す傾聴」です。これは，どんな人の怒りも即座に鎮め，信頼を築き，傷ついた関係を修復できる特別な方法です。あなたが傾聴する時の目標は1つだけで，それは，話している相手のものの考え方を理解し，あなたが理解しているということを相手に伝え返すことなのです。相手が

話した内容に意見を述べてはいけませんし，間違っていると思ってもそれを指摘せず，批判もせず，けっして反発もしません。簡単そうだと思うかもしれませんが，その相手が「悪いことはなにもないし，治療なんて必要ない」などと言い出したら，そうでもないのです。

傾聴

「理解して返す傾聴」を行う力は育成しないとならないもので，自然にこれができる人はほとんどいません。うまくこれをやるには，相手が感じ，求め，信じているものを心から聞き取り，それらに反発しないやり方を学ばなければなりません。そして，相手が話してくれたことを理解できたと思ったら，今聞いたことをあなたがどう理解したかを，あなた自身の言葉で相手に伝え返すのです。

この時に，あなたの意見を言わないこと，異議も唱えないこと，議論をしないことがコツです。これをうまくやれると，治療について話し合うことへの抵抗が減ってきます。そして，相手の病気の体験や彼が望んでいない治療のことが，あなたにも徐々に見えてくるのです。その人が精神的な病気になったこと，そして精神科の薬をのむことをどう捉えているかが分かった時に初めて，そこから前に進める足場を確保したことになります。そして，その人が将来にどのような希望や期待を持っているのかについても知らなければなりません。それが現実的かどうかは別にしましょう。その人の体験，希望，期待をきちんとあなたが分かっているということを相手に伝えられれば，あなたと話し合うときに，その人はもっと心を開いてくれます。

やがてあなたが話さなければならないことについても，きっと心を開いて聞いてくれるでしょう。

共感

あなたのベルトに備える2つ目のツールは，いつ，どのように共感を表明するかに関するものです。ここで大切なのは，「誰かにあなたの考え方を真剣に受け取ってもらいたいのなら，あなたが真剣にその人のことを考えていることを，その相手に感じてもらわなければならない」という点です。だから，その人が治療を受けたくないとする理由のすべてについて，それがどんなに「おかしな」ものと思っても，あなたはそれに共感しなければなりません。そして，妄想に関連したあらゆる感情（恐れ，怒り，そして誇大妄想だったら高揚した気持ち）には特に共感すべきなのです。でも，心配しないでください。ある妄想が引き起こす感情への共感と，相手の思い込みが真実だと同意することとは別のことなのです。これはちょっとしたポイントですが，正しいやり方で共感できると，あなたの懸念や意見をどのくらい相手が受け入れるのかが，大きく異なることが分かってくるでしょう。

一致

お互いに一致できるところを見つけ，それを確保しましょう。相手が望まないことを，あなたはその人に望んでいるのだから，一致できるところなどないように思えるかもしれません。あなたは，その人に病気を認めて治療を受け入れてほしいのです。しかし，彼は自分が病気とは思っておらず，病気でも

ないのに薬をのむはずもありません。にっちもさっちもいかない状況を避けるためには，一致できるところや相手が変わり得るような動機を見つけるべきです。互いの立場が完全に対立しているようでも，一致できるところは必ず見つかります。

この段階にまで到達すれば，その目標を達成するためには薬が役立つかもしれないとの考えを彼に示せるのです。

　ここで大切なことは，自分の人生について決める際には，その人なりの選択と責任があるという点です。一致ツールを使うときには，中立的な観察者になり，同意できる色々な物事を指摘していきます。もし意見を求められたら，その人が下した決定がもたらした，プラスの，あるいはマイナスの影響について指摘しても良いのです。でも，それは「だから，薬さえのんでいれば入院などしなかったのに」などと言うことではありません。あなたが力を注ぐべきことは，その人と一緒に物事を見直してみて，最終的にお互いに一致できる事実を見つけることです。すでに起きてしまったことについて意見を述べるよりも，次のような質問をしていきましょう。「で，薬をやめた後にどんなことがありましたか」「薬をやめたら，声が静かになったのですか」「薬をやめてから入院するまで，どれくらいの期間があったのでしょう」

　すでに「理解して返す傾聴」と「共感」のツールを使ってきたのでしたら，その人はあなたを敵ではなくて味方だと感じていて，これらの質問にも思っているよりもすんなりと答えてくれるでしょう。あなたが思い描いていた治療への筋書きを脇に置いてみると，一致するところがたくさん見えてきます。例え

ば，薬をやめた後になにが起きたかの質問への答えが，「エネルギーが湧いてきたけれども，眠れなくなって怖くなった」でしたら，それを精神的な病気とは結びつけなくても，その事実には賛同できるのです。

　ここまで来ると，相手が治療を受け入れるための動機がなんなのかが，あなたにも分かってきます。その動機は，「もっとよく眠れる」「怖くなくなる」「就職する」「再入院しない」「皆に病気のことを言われて煩わされない」などで，精神的な病気と思っているかどうかとは関係ないかもしれないのです。その人の短期的，あるいは長期的目標については，おそらくもう話し合って分かっていることでしょう。そして，この段階にまで到達すれば，その目標を達成するためには薬が役立つかもしれないとの考えを彼に示せるのです。この際のあなたの提案は，その人が精神的な病気に罹っているとの考えとはまったく連動していないことを十分頭に入れておいてください。

協力

　最後にご紹介するのは，共通の目標を達成するために協力関係を築くためのもので，私の経験から，これはもっとも満足感を与えてくれるツールです。一致できる物事（再入院しない，就職する，学校に戻る，アパートを借りるなど）がひとたび分かってしまえば，それらの目標を達成するために協力できます。このツールでは，前に述べたものと異なって，あなたと相手の両者が一緒に協力し，同じ目標に向けて努力するチームメイトになることが必要になります。手に入れる賞品は，あなたにとっては「病気からの回復」で，相手にすればそれは「就

職」かもしれませんが、いずれにせよ、行動計画を共有できたことには変わりありませんし、おそらくそれには治療と支援を受け入れることが含まれているでしょう。

第6章　傾聴（Listen）

　LEAPのセミナーでは，私はいつも「その人が自分の話をちゃんと聞いてもらえなかったと感じていたら，あなたの話を聞いてくれるわけがないじゃないですか」と言います。

　これは大切な心理的原則で，狭く険しい道を進むための私のやり方の基礎ですが，決して新しいものではありません。2000年以上も前に，古代ローマの詩人Publilius Syrusは「我々は，自分に興味を抱く人間に対して興味を抱く」と言っています。対立の解消や夫婦・家族療法を専門とする心理の専門家達も，何十年も前からこの根本的な原理について詳細に記載してきました。出版以来70年間ベストセラーになっている『人を動かす（How to Win Friends and Influence People）』の著者Dale Carnegieは「哲学者たちは人間関係のルールを何千年と考え続けてきたが，その中から得た教訓はたった1つである。それは別に新しいものではなく，昔から知られているもので，2500年前にはゾロアスターがペルシャで信奉者たちに教え，2400年前の中国では孔子が説き，1900年前にユダヤの石だらけの丘陵地帯でイエスも教えた。イエスは『己の欲するところを人に施せ』と簡潔にまとめたが，これが世界でもっとも重要なルールなのだ」と書いています。

　最近のものでは，『ハーバード流交渉術（Getting to Yes）』『7つの習慣（The 7 Habits of Highly Effective People）』『ビジョナリーカンパニー 飛躍の法則（Good to Great）』『論争に必ず勝つ方法（How to Argue and Win Every Time）』などの

著作にも書かれていますし，人間関係の洞察に富んだ評論家達もみんな口をそろえて，人を説得するにはこの基本原則が大切であるとしています。この単純で論理的でもある真実は，昔からの流れですし，今も広く一般に広められています。しかし，我々は「私が正しく，あなたは間違っている」という状況へ誘い込まれると，それをいつも忘れてしまい，その挙句，一生懸命頑張れば（声を大きくしたり，意見を繰り返したりすれば）勝てると信じて，釣り針にかかった魚のように，もがき回るだけになってしまうのです。それで相手を従わせられることもあるかもしれませんが，お互いが傷つくのは避けられません。この罠にはまらずに，相手が心を開いてあなたの意見を考えてくれるようにするには，心からの関心と敬意を持ってその人の話に耳を傾けることです。

　午前7時30分ですが，私が臨床心理士として勤務していた病棟ではすでに朝の診療が始まっていました。日勤のスタッフがぐるりと円になって席についていました。医師，看護師，ソーシャルワーカー，そしてさまざまな領域の学生たちは，この国のどの精神科病棟でも，いつもこの光景を繰り返していたことでしょう。

　その病棟のチーフである精神科医がミーティングの開始を告げ，師長のMarieが後を引き継ぎ，各患者の前夜の病状報告を始めました。そして，40歳の独身女性で慢性統合失調症を患っているSamanthaさんのところで，ちょっと間を置き，ため息をついて「Samantha Green，リスパダール6mgで安定してます。昨夜はよく眠れたようで，今日は退院する準備ができています」と言いました。そして，師長は主任ソーシャルワー

カーの Jo Anna に「退院プランについて皆に説明してください」と依頼しました。

Jo Anna は「もちろん。それは宝石のように完璧なプランですから」と皮肉っぽく答え,「Samantha さんは両親の家へ戻り,1 週間後に担当医の外来診察が予約されています。両親が正午に車で迎えに来たら,1 週間分の薬を持って退院することになります」と述べました。

「あなたはこのプランをあまり気に入っていないみたいですね」と私は言いました。

Jo Anna は,Samantha さんとその両親が私との家族ミーティングの予約をしていることを知っていましたが,そこで「いえ,私がどうこう言う問題じゃありませんけど,プランはいいんですが,Samantha さんのことはどうかと思いますよ」と述べ,少し間を置いて「どうなるかみんな分かってます。悲観的な見方ではないと思うんですけど,彼女が今月末までに薬をやめるのに 10 ドル賭けてもいいです。そして,あっという間にここへ戻ってくるでしょう。回転ドアでまたここに帰って来るのではなくて,彼女には長期入院が必要でしょうね」と話したのです。

Samantha さんはこの 1 年間に 4 回の入院を繰り返していました。彼女がこっそり薬をやめると,それが引き金となっていつも精神病エピソードが再燃したのです。両親は彼女の独り言に気づき,薬をのんでいないのではないかと心配を始めます。そして,母親が薬をやめていないかと尋ねますが,本当は何週間ものんでいなくても,のんでいると彼女は必ず言うのです。事実が明らかになった時にはもう手遅れで,入院が必要になる

のでした。

　ソーシャルワーカーの Jo Anna が，彼女も両親も，そして私のことも信じられないのは，皮肉でも侮辱でもないでしょう。これまでの体験とそこからの見通しでは，Jo Anna が述べた以上のなにかを期待する方が愚かというものです。でも，もし私が分かっていたことを Jo Anna が知れば，Samantha さんと家族についての私の楽観的な見方に共感できたかもしれません。

　私は Samantha さんがなぜ，精神科の薬をのみたがらないか，その理由を知っていました。本当の理由を知るには少し努力が必要でしたが，その理由や彼女が人生に望んでいることから，薬や治療を続け，再入院しないですむように助けられると私は分かったのです。しかし，Jo Anna やその他のスタッフたちはそれぞれ別のことに注意が向いていて，私のようには気づけなかったのです。

　昨今のマネージドケア*の風潮と，重い精神疾患に対する薬物療法の進歩の中で，病院で働くメンタルヘルスの専門家たちはその専門性がますます細分化されてきています。精神科医は身体状態と精神症状を評価し，薬の処方を行います。入院病棟で働く心理士は心理検査が主な仕事で，心理療法はそれほど行いません。看護師は薬を投与し，患者の身体状態と安全を観察しながら，患者に今受けている治療についての知識を提供します。ソーシャルワーカーは退院に当たってなにが必要になる

---

*訳注　マネージドケアとは米国での主役となっている医療保険制度で，医療側ではなく医療保険会社が医療の内容の決定権を持ち，医療内容を管理する方式。

かを判定し、外来治療や住居の手配をします。私は重い精神疾患のある人と仕事をする心理士として、この病気の治療に用いられる薬について十分な知識を持っていますが、その処方はしません。私の仕事は別なもので、その人を理解し、病気がその人の自己認識と目標にどのような影響を及ぼしたかを把握することが専門領域の1つです。だからこそ、Samanthaさんが抜けられなくなっていた回転ドアを止めることに、楽観的になれたのです。

　他の人達とは異なり、私はSamanthaさんが病気をどのように体験し、皆が「押しつけている」薬についてどう考えているかを知っていました。また、彼女が人生になにを望んでいるかについてはっきりと分かっていたのです。それを知っていたことで、ためしに外来に通院しながら薬を続けていくことを彼女に同意してもらえるようになったのです。これまでと違って、Samanthaさんは退院したいがために私たちを懐柔しようとして服薬に同意したのではなく、それが自分の目標の1つを達成する助けになるかどうかを見るために、「しばらくの間」は薬を続けると同意したのです。つまり、彼女の話を十分傾聴してきて、そこから学んだことがSamanthaさんと一緒に取り組むための足掛かりとなり、だからこそ希望を持てたのです。

治療への同意を築く

　治療への同意の基礎を築くためには、その人が自分をどう捉え、なにができると考え、人生になにを望んでいるかなどを礎石として積み上げていかなければなりません。そうすれば、あなたが直接関わらない状況になっても、それは役割を果たし続

けるでしょう。基礎の形態，色，構造，そして強度を知らなければ，そこになにかを建てることはできません。傾聴し，その人の体験から学ばない限り，あなたが積んだ礎石は，ぐらついて，やがて地面へ転がり落ちてしまうのです。次の点について特によく聞いていきましょう。

・精神的な病気になったことをどう思っているか
・薬に関する体験とそれについての構え
・なにができて，なにができないと思い込んでいるか
・将来への望みと期待

　次の3つの章で，これらの点についてあなたが知り得たことを実際にどう役立てるかについて説明します。でも，そこにいく前に，それぞれの質問への答えをはっきりと分かっていなければなりません。重度の精神疾患のせいで他者とのコミュニケーションの仕方やなにを話したいと思うかなどが変わっていることがあるので，落とし穴に落ちないように注意しなければならないのです。そのためにもっとも良い方法が「理解して返す傾聴」を学ぶことなのです。

理解して返す傾聴をする

　話を聞くだけなら誰でもできます。しかし，ここでは「普通の聞き取り」についてお話しするのではありません。ここで述べる「理解して返す傾聴」はそれとは大きく異なるのです。

> そのためにはあなたはたくさんの質問をしているはずです。それはインタビューをしているジャーナリストに似ています。

　理解して返す傾聴の目的はたった1つで，それは相手が伝えようとしていることを理解し，そして，あなたがそれをどう理解したかを，批判や反発を交えずにそのまま伝え返すことです。これは受動的ではなく，むしろ能動的なプロセスで，あなたの役割は正確に理解しようとする聞き手に徹する以外の何物でもありません。そのためにはあなたはたくさんの質問をしているはずです。それはインタビューをしているジャーナリストに似ています。

　これほど単純そうなことがなぜ，自然にはできないのかについて，例をあげて説明しましょう。

　人生を通じて，生まれながらの聞き上手だと，私はまわりから言われてきました。心理療法家として，他の人の体験に耳を傾けてそれを理解する能力について，私は誇りに思っています。でも，重度の精神疾患を否認する人々と初めて対話しようとしたことで，傾聴について私なりの理解のすべてがテストされることになったのです。

　23歳の時，私はアリゾナ大学医療センターの精神科入院病棟で精神科補助員（すなわち看護の補助員）としての仕事につきました。兄のHenryの初めての精神病エピソードから，1年もたっていませんでしたが，兄のとりとめのない話やおかしな考えにも関わらず，私はなお彼を理解できていました。兄との体験から，私はかなり自信を持っていました。ずいぶんおかしなことを聞いてきたので，私はこの仕事ができると思ってい

たのです。

　医療センターの精神科補助員として，受け持ち患者について，興奮，抑うつ，高揚，希死念慮，そして他害の恐れなどの程度を評価する責任が私にはありました。それに，受け持ち患者が定められた治療プランに従っているかどうかを確認する役割もありました。患者とのすべての会話の中に，私の課題が隠されていたといえるでしょう。

　私が初めて入院時評価をすることになったのは Barbara さんでしたが，彼女は 42 歳の女性で，誇大妄想と苛立ちの強い躁症状の真っ只中にありました。自分には人の心を読む力や霊的能力があること，そうした力は宇宙人が彼女の脳になにかを埋め込んだからだということ，そして入院する必要などないことを，彼女は猛烈な勢いで話し続けました。そして，入院していることをとても怒っていました。

　私は病院が用意した鮮やかな赤のクリップボードを膝にのせ，評価用紙に整然と印刷されたリストに沿って，「あなたが病院にいらっしゃった理由を教えていただけませんか」と一生懸命に質問を始めたのです。

　そうしたら，彼女は私の質問をまねて，見下したように「あなたが病院にいらっしゃった理由を教えていただけませんか」と述べて，私に「おまえは新入りだ」という屈辱を与えたのです。

　私は落ち着きを取り戻そうと，「すみません。御主人があなたをここに連れて来られたのでした。そうですね」と切り返しました。

　そうすると彼女は「すみません。御主人があなたをここに連

れて来られたのでした。そうですね」と嫌味に繰り返しました。

　それで私は「今はお話になりたくないようですね。でも，申し訳ないのですが，これらの質問をすべて終えなければならないんです」と伝えました。懇願しつつ，ますます卑屈な思いに駆られ，怒りもだんだん感じはじめていました。

　Barbara「あなたの忌々しい質問なんか，へとも思わないわ」

　私「すいませんが，本当にこれらの質問をすべて終えてなければならないんですけど」

　Barbara「大人におなり，坊や。ここでどんな人間を相手にしているのか，気づきなさい。あなたはね，自分が今，何に首をつっこんでいるのか分かってないし，理解できるレベルをはるかに超えてるのよ。理解を超えてるのよ。ひょっとしたら，私があなたの頭を乗っ取ってしまうわ。できるのよ，お分かりでしょ。そんなこと，指を鳴らしたり，ウインクしたり，蝶の羽を押しつぶすのと同じくらい簡単だわ」。彼女は弾丸のごとくまくし立てると，ヒステリックにどっと笑い出しました。

　私の課題は達成できず，私の顔は真っ赤でした。顔が紅潮しているのは「失礼します」と言って席を立ち，駆け出したい気持ちを抑えてかろうじて歩いて部屋から出て行こうとしている時に，彼女がそれを指摘してくれたので分かっていました。私は怯えるとともに腹立たしさを覚えました。ナースステーションに行くと，看護師長のNancyの隣にドスンと座りました。

　Nancy「もう終わったの」といぶかしげに彼女は言いました。

私「いいえ，実は，まだ全然です」

Nancy「彼女はあなたの質問に答えようとしなかったんじゃないの」

私「ええ，一言一言を真似して，僕を脅かそうとしたんです」

Nancy「あなたを脅かしたですって」

私「そうじゃないかも。ほんとに脅かしたんじゃないんです。彼女は，神様になったみたいな妄想の力で私を脅かしたんです」

Nancy「そうねえ，今の彼女は，あの一連の質問に答えるのは無理かもしれないわね。じゃあ，あの部屋に座っていて，彼女についてなにが分かったのかしら」

私「そうですね，あの人は怒っていて，ここにいるのを嫌がっています。病気を否認しています。躁状態で，イライラして，誇大的です。それに，私と話すのは嫌なようです。たぶん，誰か別の人がやったほうがいいのではないでしょうか」

Nancy「それはだめよ。彼女はあなたの患者ですもの。ついさっき薬をあげたので，あと2時間もすれば少しは落ち着くと思うから，それからまたやってみてちょうだい。ただ，今度はあの入院時の質問票を持っていかないこと。まず，彼女の方からなにが言いたいかどうかを尋ねてみなさい。なぜここにいるべきではないと考えているのかを話してもらって，どうなるのかを見てみましょう。そして，それについて尋ねてみて。そこのところなんでしょうね。そして，あなたがここにいなければいけないのを，私も残念に思っていると伝えるきっかけを探しなさい」

私「彼女がここにいるのを僕が残念に思っているのは，神様も知ってるよ」

と，冗談を飛ばして，私は少しは気分がよくなりました。

Nancyの助言に含まれた知恵が分かりました．助言に従ったところ，Barbaraさんについてかなりよく知ることができました．ただし，そのためには質問票を埋めるという私の課題はひとまず保留にし，無理矢理に「精神の患者」にされて精神科病院に入れられることについて彼女がどう感じているかをじっくりと聞く必要がありました．でも，その結果，質問票を埋めることができました．答えられていない質問もありましたが，重要な点は網羅されたのです（Barbaraさんについては後でさらに詳しく紹介します．今は「理解して返す傾聴」の別の側面に注目していきます）．

それをこなすには**課題をひとまず置いておかなければなりません．あなたのただ1つの目標は，その人がなにを語っているかを理解し，あなたの理解をそのまま伝え返すことです．**

こちらの集中を阻害するような，精神病からくるあらゆる「雑音」と向き合いながら，相手の話を理解しつつ傾聴するのは容易ではありません．特に，あなたが課題を達成しようとして，予定表に従おうとしているのでしたら，なおさらです．それをこなすには，私がBarbaraさんにしたように，課題をひとまず置いておかなければなりません．あなたのただ1つの目標は，その人がなにを語っているかを理解し，あなたの理解をそのまま伝え返すことです．

これは最初はとても難しいかもしれませんが，不可能ではあ

りませんし，あなたが自然にやっていた悪い習慣を「捨て去れ」ば，とても簡単にできるようになります。理解しながらの傾聴は1つのスキルで，どんなスキルもそうですが，ひとたび基本の原理を知れば，あとはちゃんとできるようになるまで練習するだけです。始めるにあたって，「理解して返す傾聴」のための7つのガイドラインを示しましょう。

「理解して返す傾聴」のための7つのガイドライン
1. 安心して話せるようにする
2. あなた自身の恐れを知る
3. あなたの課題の押しつけをやめる
4. そのままにしておく
5. あなたが聞いたことを尊重する
6. 一緒に取り組める問題を見つける
7. 中心課題を書き出す

1. 安心して話せるようにする

病気になって最初の数年間，兄の Henry は処方された薬について私と話をしようとはしませんでした。それは安心して話せなかったからです。後でも紹介しますが，兄と私は，病気なのか，薬が必要なのかどうかをめぐって，何年もの間，口論を続けました。私たちは「否認のダンス」と私が名づけた状態に陥ってしまっており，こうなると，話し合ってもろくなことはないと思うようになるのです。

このことについて，私の最初の体験の1つをもう1度紹介しましょう。

兄が病院を退院して家に戻ったその時は具合が良いように見えました。薬は明らかに彼を助けてくれていたのですが，帰宅して 1 日もしないうちに，薬がゴミ箱に捨てられているのを，私が見つけたのです。私はなんで捨てたのか聞いてみました。
　「今は大丈夫だよ，もう薬は必要ない」と兄は言いました。
　これは兄が病院で言われていたこととはまったく違うので，私は「先生はこれからずっと薬を続けなければならないよと言っていたじゃない，やめちゃだめだよ」と言ったんです。その後のやりとりは次のようなものでした。
　兄「そんなこと言っていなかった」
　私「言っていたよ，家族も一緒の時に聞いたじゃないか」
　兄「いや，先生は病院にいる間だけのめばいいんだと言っていた」
　私「それじゃなぜ，家でのむ薬を先生はくれたの」
　兄「それは，また具合が悪くなった時のためだよ。今は問題なし」
　私「そうじゃない，先生はそんなこと言っていなかった」
　兄「言っていたよ」
　私「なんでそんなにわからんちんなんだ，僕の方が正しいことを知っているくせに」
　兄「俺のことなんだから，ほっといてくれ」
　私「兄ちゃんが病気になったら，それは家族みんなの問題になるんだ，僕は心配だ」
　兄「心配する必要なんかないよ，なんともないんだから」
　私「今は良くなっているけど，薬を続けていないと悪くなる

よ」
　兄「先生はそんなこと言っていなかった」
　私「それじゃ先生に電話しよう，それで分かるでしょう」
　兄「そんなこと話したくない，ほっといてくれよ」
　そう言って，兄は出て行ってしまいました。

　どんなに正しいことを繰り返して話しても，兄の Henry は拒否するばかりでした。そして，言い争っている内に，2人の間はどんどん険悪になっていったのです。私は兄がわからんちんで，未熟だと思いました。私が責め立てたり，脅したりしたので兄は怒ってしまい，自分の殻に閉じこもってしまいました。私が兄の拒否に対してとった方法はまったく効果がなく，事態を悪化させただけでした。2人はさらなる言い争いと否認のサイクルの中に取り込められてしまい，お互いの心にますます距離ができて，当たり前のことですが，兄はこうした問題について私と安心して話し合うことはできないと思うようになったのです。このような話をした時はいつも，兄は怒って出て行ってしまうのです。否認のダンスは必ず，問題回避で終わることになるのです。

　兄の Henry は最初の頃「なんでこんなことについて話さなきゃならないのか。お前は俺の考えなんかどうでもよくて，ただ，俺が間違っていて，精神科の医者へ行けと言いたいんだろう」と話していましたが，これは問題をよく表しています。

　兄が単なる「わからんちん」なんかではなかったと，私がようやく分かったのは心理学者になるトレーニングを受けるようになってからです。より多くの知識を得て，経験を積んでくる

中で，私はどんなふうに兄と話をしていたか振り返ってみましたが，兄が話をやめてしまい，ごまかすように（たとえば，こっそり薬をゴミ箱に捨てておきながら，まだのんでるよと言ったりしていました）私がさせていたことに気づいたのです。

　私は兄が安心して話をできないような対応をしていたのです。兄は自分が「病気じゃないから薬は要らない」と言うと，私がそれに反論することを分かっていました。穏やかに話ができることもありましたが，年数を重ねて，兄が何回も入院を繰り返すようになると，兄の否認に対して私はしばしばきつい態度を取るようになっていきました。あるときは，何人かの親類と彼の担当のソーシャルワーカーまで巻き込んだこともあったのです。この時は皆がやんわりと，でも強く，兄が病気を否認していることを話しました。そして，それぞれ順番に，兄は統合失調症で，良くなるには精神科の薬をのむ必要があると説得したのです。

　統合失調症でもないのに，こんなことがあなたの身にふりかかったと考えてみてください（兄の立場からすると，まさにそうなのです）。そして，こんな会話の後に，さらに同じようなことを数十回も言われたらどうでしょうか。あなたはその度に，自分は何の問題もないし，薬はいらないと説明する気になりますか。とんでもない，自分はさっさと立ち去った方が良いと思うか，もしもそれができないとすれば，反論などやめて，早く話を終えるために同意したふりをするでしょう。

「これまでろくに話を聞いてあげられなくて,ごめんなさい。あなたが,なんでこれについては話もしたくないと思うのかも,分かっているつもりです」

　では,どうすれば安心して話ができる状況を作れるのでしょうか。まず,そのためにちょっと特別な時間を設けましょう。コーヒーをのみながらでも,散歩をしながらでも,観覧車が頂上に来たときでもいいかもしれません。どこでもいいのです。それよりも大切なのはどのように話を切り出すかです。

　これまで述べたような口げんかを繰り返していたのなら,それをまず謝罪し,あなた自身がその人に安心できなくさせたことを認めましょう。次のような言い方がいいかもしれません。

「これまでろくに話を聞いてあげられなくて,ごめんなさい。あなたが,なんでこれについては話もしたくないと思うのかも,分かっているつもりです」

　そして次には,その人のこれまでの対応がもっともであることを,「もし私があなたの立場になったとしたら,やはり同じ思いを持つでしょう」というような言い方で認めましょう。話を聞くよりも意見を押しつけてきたこと(これは「反応的傾聴」と呼ばれるやり方)を謝罪し,あなたもそんなふうにやられたら同じ思いを持つと認めたとき,安心して話ができる状況が生まれるのです。

　さらに続きがあります。あなたがこれまでのやり方を繰り返さないと約束しなければいけません。たとえば次のような言い方がいいでしょう。「なんで薬がいやなのかをもっと話してください。話してくれている間はそれをじっくり聞くだけにしま

すし，あなたの考え方をもっとよく分かるように頑張ります。私の意見を押しつけたりは絶対にしませんから」。

あなたは「ちょっと待ってください。本当のことを伝えないで，どうやって否認している人を助けられるのでしょうか。その人が問題点と解決法を分かるように助けなければならないんじゃないですか」と考えるかもしれません。そうかもしれないのですが，実はそれにはあなたの考えとは別のやり方があるのです。

アドバイスには不思議な側面があります。感謝されることもあれば，ありがた迷惑にもなりますし，礼を失することも，無遠慮にも，そして恩着せがましくなることもあるのです。アドバイスがどう受け取られるのかを決定づける要素はなんなのでしょうか。例をあげてみましょう。

妊娠したことのある女性は，まったくの赤の他人に頼みもしないのにアドバイスをされた，とよく不満を言います。時にはユーモアに満ちていたりしますが，たいがいは苛立たしいものです。ここでのポイントは，そうした頼んでもいないアドバイスは大概無視されてしまうことです。なぜなら，それらは求めたものでもなく，押しつけがましく感じられるからなのです。

それでいて，私がこの点について話を聞いた女性は皆，1人以上の友人や身内にアドバイスを求め，それに耳を傾けたと言っていました。これこそが自ら求めたアドバイスと，そうではないアドバイスの違いなのです。自ら求めたアドバイスは，そうでないアドバイスよりも，はるかに重く受け止められます。自分の主な目的は話を聞いてそれから学ぶことなのだから，余計なアドバイスはしませんと約束するだけですぐに信頼が得ら

れます。こうすると，ちょっと不思議に思うかもしれませんが，考えていたよりもずっと早く，あなたの意見が求められるようになるのです。

　ろくに話を聞いてこなかったことを謝罪し，これからは批判などせずに話を聞くことを約束し，それを守るのです。これがうまくいくためには，なぜこうした姿勢で話を聞くことをこれまで恐れていたのかを知る必要があります。そうしないと，これまで「理解して返す傾聴」を阻害していたのと同じ恐れに足元をすくわれて，前に進めなくなってしまうのです。

2. あなた自身の恐れを知る

　新しいグループを迎えて「理解して返す傾聴」を教えるたびに，そこに集まった人々には違うところより似たところがずっと多いことに気づかされます。もちろん外見的には，いろんな違いが私の目に飛び込んできます。ビジネススーツで固めた男性の近くに，「銃は人を殺さない，人が人を殺すんだ」と書かれたTシャツに破れたジーパン姿の若者がいます。声の大きい大柄な女性もいれば，おとなしい小柄な女性もいます。LEAPのセミナーにはさまざまな体格，体型，宗教，人種，政治的信条の人たちがやってきますが，皆が病気を否認し続ける人を助けたいと深く願っているのです。そして，その人達は皆，最初の1歩を踏み出す際に同じ恐れを抱くのです。それは「Amador先生が自分に勧めるような方法で傾聴したら，事態をもっと悪化させてしまうのではないか」という恐れです。

　こうしたセミナーでは，「理解して返す傾聴」について今まで書いてきたように教えます。次に，グループから協力者を募

ります。最近カナダのハリファックスで行ったセミナーでは，Gwenさんに手伝ってもらってロールプレイをしました。Gwenさんの役割は，私が妄想のある患者になってみてロールプレイする間，私の話をただ傾聴し，それから聞き取ったことを理解して返すことだと説明しました。

ロールプレイを始めた時は，彼女は自信がありそうに見えました。私は早口で，とても怒って極度の不安があるようにして「いいかい，Gwen，僕は病気じゃない，なにも僕に問題なんてないんだ。あれは死んじゃう薬なんだから，のまないさ。毒なんだよ。僕を助けたいんなら，上の階の人たちをなんとかしてくれよ」と言いました。

彼女は「上の階の人がどうしたの」とは言いましたが，私が話したことを理解して返してはいません。

「毎晩8時になると，アパートの床を歩いて洗面所のほうへ行くんだ。トイレの水を流す音が聞こえるけど，あいつらがなにをしているかを知ってるぞ。僕はバカじゃない。あいつらはそれで僕をアパートから追い出そうとしている連中と交信しているんだ。僕を殺そうとしてきたのと同じ連中だ」

Gwenさんは私がその問題を説明している間，うなずいていましたが，そして「つまり，上の階の人たちがあなたの気に障るようね。その人達はうるさい音を立てているのですか」と言ったのです。

彼女が話し終わったのを見て，私は聴衆に「私が話したことをGwenさんは理解して返したでしょうか」と尋ねました。すぐに，たくさんの手が上がり，次々に彼女がどの点で理解できていなかったかを説明しました。それらの人々は，Gwenさ

んがその時には分かっていなかったことを理解していました。彼女は私が勧めたように質問の形で答えたのですが，私が話したことを何1つ理解して返してはいなかったのです。彼女の言ったことでこれにもっとも近いのは，上の階の人が私の「気に障る」という点です。でも，私は気に障っていたのではありません。私は怒っていて，極度の不安があったのですが，それは彼らが「騒々しい」隣人だということとは無関係でした。音を気にしていたのではありません。私を動揺させていたのは，上の階の人がトイレを交信の道具として使っている点なのです。

聴衆は私の話したことを理解して返していなかったことがわかったはずですが，その後にその何人かに同じようにやってもらっても，結果には大差はありませんでした。Gwenさんと同じように，「狂気」が現れている物事を除外したのです。1番惜しい発言でも，せいぜい，トイレを流すことが，その建物の中で「私を」追い出したがっている人たちに向けられた信号だと認めるところまででした。でも，私が病気を否認していること，薬が毒だと信じていること，私を殺そうとした見知らぬ集団，さらに被害妄想（私を殺そうとしているアパートの住人の陰謀）については，皆が話題にするのを避けたのです。

ロールプレイをしてくれた人たちには，「理解して返す傾聴」を学ぶ前は私自身も兄に同じような誤った接し方をしていたと伝えて安心させてから，私が正しいモデルを示しました。今度は聞き手の役割を演じながら，私は次のように言いました。

「それじゃ，私がちゃんと分かっているかどうかを教えてください。つまり，あなたは病気じゃなくて，薬をのむ必要がない。さらに悪いことに薬は毒だ。そしてあなたが私に手伝って

ほしいと思っていることは，アパートの隣人達と関係があることですね。毎晩8時になると，上の階の住人が洗面所まで歩いて行って，トイレを流して，アパートに住むほかの隣人達に信号を送っている。この隣人達は君をアパートから追い出そうともしていて，しかも彼らは殺そうとしている連中と同じ人達だ。これで，私はちゃんと分かってますか」

これを半分も言わないうちに，何人かの聴衆が座席で落ち着かない様子で頭を振ったり，顔をしかめたりするのが見えました。私は「多くの方が今話したことにしっくりこないのが分かります。なんでそういう気持ちになるのでしょうか」と尋ねました。

「あなたは否認を強めているんじゃないですか」とある男性がほとんど叫ぶように言いました。

「この人に薬が毒だなんて，言ってはいけませんよ。絶対にのまなくなっちゃうわ」とGwenさんがつけ加えました。

「ほかになにか心配な点はありますか」と私はグループに問いかけました。

「あなたは妄想をひどくしたのではないですか。あなたもそれに引きずり込まれてしまいそうになっています。彼はあなたに隣人をなんとかしてもらいたいと思うようになるでしょう」と別の男性が言いました。ソーシャルワーカー志望の女性が手をあげて，「これはいままで教わってきたすべてに反するわ。そんなふうに妄想に合わせていったらいけないでしょう。それを強めてしまうわ」と言いました。

私はグループのほうを向いて「私がしたことは問題ないと思った方はいますか」と尋ねました。そうしたら前列に座ってい

た年配の女性が手をあげて,「いいんじゃないかと思いました」と述べ,さらに「彼はあなたと話をしたいと考えるでしょう。あなたがその人にとって大切なことについて話しているのだから。その人は自分がおかしいとは思っていないし,まわりの人達が自分を殺そうとしていると思っているんだから,まったくね」と言ったんです。

そこで私はその年配の女性に「では,ここにいる他の人達はなぜ,私が彼に言ったことについてしっくりこないんでしょう」と尋ねました。

その女性はゆっくりと振り返って聴衆を見回して,もういちど私のほうを見て,あっさりと「みんな,臆病なのよ」と言って座りました。会場がひとしきり笑いに沸いて,それがおさまると,私は思いがけなく登場した味方にお礼を述べてから,彼女が賢明にも見抜いた点を詳しく解説しました。

肝心なのは,不合理な思い込みを頑なに持ち続ける人と向き合う際には,それに反論しても何も得られないということです。

まず最初に言いますが,彼の病気や薬や妄想的な考えなどの思い込みには,私は決して同意していないのです。私の話の前と後に「それじゃ,私がちゃんと分かっているかどうかを教えてください」「これで,私はちゃんと分かってますか」という文言を入れることで,その人が使った表現をそのまま使えるようになりました。彼の思い込みにはまったく反論していません。そんなことすべきではありませんよね。なんと言っても彼は妄想にとらわれているのですから。

むしろ,あなたの話をよく聞いてそれを分かりたいのだとい

うことを身をもって彼に示したのです。私は妄想のある人に話して，それが妄想だと分かってもらえたことも，別の妄想を持たせてしまったこともありません。肝心なのは，不合理な思い込みを頑なに持ち続ける人と向き合う際には，それに反論してもなにも得られないということです。そしてさらに重要なのは，その人が，問題について話す気さえも失わさせてしまうことです。

　ここでいくつかの落とし穴に注意しましょう。1つは，「あなたは私に賛成してくれているみたいだけど，本当なの」と質問される状況です。あるいはその裏返しで本質的には同じことですが，「どうして私を信じているようなふりをするの」というのもあります。実際には，こうした質問をされたときはとても大切なチャンスになるのですが，それについては後の章で説明します。とにかく今は私を信じて，あなた自身が恐れているものがなんなのかを明らかにすることに集中しましょう。

3. あなたの課題の押しつけをやめる

　あなたの課題が，あなたが心配しているその人を助けることなのは分かっています。そして，あなたにはどのように支援すべきなのかという具体的な考えもおありでしょう。でも，その人は問題を否認していて，ありもしない問題に余計なアドバイスをされそうだと思っているのです。こういう状況ではあなたの課題を自分の中だけに留めておく必要があります。

　「理解して返す傾聴」の際には，言葉に出して言うべき課題はただ1つで，その人の話に耳を傾け，それを分かりたいと願っているということです。あなたが上から目線で「なにをする

べきで，なにはしてはいけないか」などと言わないことが分かってくると，その人はホットな話題（例えば，専門家の援助を拒否していること）についても話してくれやすくなるでしょう。

否認している人の流れにまかせれば，課題への同意を得るのが容易になってきます。前述したBarbaraさんに最終的に協力してもらえたのも，このやり方によってでした。彼女が話したいと思っていたのは，精神的な病気でもないのに強引に入院させられたことにどれほど頭にきているかということでした。もしも，あなたが話をしようとしている人が服薬に対して腹を立てているとしたら，その薬についてや，「その人が薬をのむべきだ」とあなたが思っていることではなく，その人の今の気持ちを尋ねてみるのです。例えば「なぜ，あなたが薬をのむのをそんなに嫌うのか，その理由を私は分かりたいんです。それについて，話していただけないでしょうか。無理強いしたり，しつこく言ったりは絶対にしません。このことについてのあなたの思いを理解したいんです」などと言ってみてはどうでしょうか。

それがどんなホットな事柄であっても，こんなふうに話してみて，なりゆきを見てみてください。

4. そのままにしておく

もし，話し合いが口論になってしまい，「否認のダンス」が始まりかけていると感じたら，そこでやめましょう。その人が責めるような言い方になってきて，「僕のことなどどうでもいんでしょう，結局，あなたは自分のことしか考えていないじゃないか」などと言い出したら，そのままにしておいて，火に

油を注がないことです。

　時には，精神疾患が「思考障害」を引き起こし，その人の思考の流れについていくのがとても難しいことがあります。これはやっかいですし，いらいらしますね。でも，思考障害があったり，話し方が混乱している人と話をする際には，無意識にその混乱を正そうとしないように注意しましょう。なぜなら，そうすると，大抵，誤った解釈をしてしまうからです。混乱を整理しようとするのではなく，それはそのままにしておいて，それまでとは違った聞き方をすることに集中します。その人の言葉の背景にある気持ちを感じ取り，その気持ちが分かったということを相手に伝えるのです。背景にある気持ちを理解できた時，その人がもっとも気にしていることや，その人を動かすにはどうしたら良いのかが分かってくるでしょう。

5. あなたが聞いたことを尊重する

　今聞いたことを，反発などせずに，あなたが分かった通りに相手に返すようにすれば，その人の考え方を尊重していると伝えられるのです。そして，相手の怒りを静めることもできます。批判や皮肉など交えずに，あなたが聞いたことをそのまま繰り返せば，すぐに否認のダンスを止めることができます。議論の相手があなたの考えを聞いて分かろうとしていなければ，あなたもその人の意見を真剣に聞こうとしないでしょう。そう考えれば，よく分かるはずです。

6. 一緒に取り組める問題を見つける

　否認や病態失認のある人は皆，少なくとも問題を1つ抱えて

いると思っています。その問題とは「あなた」なのです。「助けが必要なはずだ」と言ってくるあなたや，他の人は皆，その人にとって問題とされているのです。

でも，その人にはあなたも見つけられるような別の問題もあるでしょう。その人が自分自身をどう考え，人生でなにがうまくいっていないと思っているかを理解することが鍵です。この鍵を使えば，彼の問題と援助の必要性を認識している人と彼を結びつけ，孤立からその人を解き放てるのです。その人が自らの病気に気づいていない間はこの結びつきだけが，その人が援助にたどり着ける唯一の道なのです。

ですから，まずその人が問題をどう考えているかを知らなければいけません。その人はそれをどう捉えているのでしょうか。そして，その解決が必要だとその人は言っているのでしょうか。彼がなにが誤ったことで，なにを変えなければならないと考えているのかが分からない限り，あなたにはなにもできないでしょう。

たとえば，私の兄は統合失調症にかかっているとは決して認めませんでしたが，何度も精神科病院に強制入院させられるのは大問題だと思っていました。私もこれには大賛成です。一緒に取り組める問題さえみつかれば（Henryと私はこれ以上の入院を避けることが大切だという点で一致したのです），共通の場と力が得られるのです。また，その人が人生に（長期的にも短期的にも）なにを求めているのかを，批判などせずに探り出すこともまたとても重要です。彼にとってなにがもっとも大切なのかを見つけ出さなければなりません。

7. 中心課題を書き出す

　うまくやるためには，その人に対応する際に，ジャーナリストがとるような方法を使わなければなりません。そのためには，あなたからの批判や意見を交えずに質問するだけでなく，なんらかのテーマを見つけ，なにが新聞の見出しに相当する「中心課題」なのかを把握しなければならないのです。ですから，「理解して返す傾聴」による話し合いを行った後に，新聞の第1面を思い描きながら，中心課題を書いてみてください。その人の目の前でこれを書くようにできれば（これをどのようにして行うかは，後に実例を挙げてご紹介します），その人にとって大切なことをお互いに共有できるのです。

　それでは，なにが「中心課題」になるのでしょうか。それは，精神的な病気がある人が問題だと信じていること（あなたが思っている彼の問題ではなく）であり，彼が変えたいと思っていること（その人にとってもっとも大切なこと）なのです。あなたの最終目標は，その人が問題としていることに一緒に取り組みながら，あなたが彼に必要だと思っている支援へと結びつけることなのです。その人の動機になることを利用しながら，これを実現するのです。

　これらのガイドラインを分かりやすく説明するために，私が関わってきた家族の中から，2つの例を紹介します。1例目はいかに傾聴がされていないかを示す典型例で，2例目はそれをどうやったらうまくやれるのかをとてもよく示しています。いずれも，トレーニング中の治療者たちを精神科病棟で指導したときのものです。生徒達は私との指導ミーティングの場に，彼らの家族面談を記録したビデオテープを持参するので，私は治

療者と家族両方の傾聴スキルについてコメントできるのです。

効果的でない傾聴の例

　午後3時でしたが，精神科研修医2年目のBrian Greene医師は，Matt Blackburn君とその両親との話し合いをしていました。Matt君は第1章で最初に紹介した，両親と一緒に自宅で生活している26歳の男性です。

　覚えているかもしれませんが，入院したとき，Matt君は自分が米国大統領の親友であると信じ込んでいました。さらに，神が自分を世界の指導者達への特別な連絡役に選んだため，CIAが彼の暗殺を企てていて，そして母親が彼の使命を妨げようとしている（少なくともこの最後の思い込みは全くの妄想ではありません）とも信じ込んでいました。

　入院した時には幻聴と思考障害があり，彼の考えは飛び飛びでまとまりがなく，話をしていてもなにを言っているのかを理解するのは容易ではありませんでした。コロンビア大学付属病院での2週間の治療後には，薬物療法のおかげで彼の話はやや分かりやすくなり，幻聴もやや減ってきました。同様の妄想はまだありましたが，薬が効いたため，そのために行動しなければいけないという切迫感（たとえばワシントンへ行って大統領に会わなければいけないなど）は和らぎました。

　この話し合いは，退院後にMatt君がどうしたら良いかを話し合うために，Greene医師の呼びかけで行われました。彼は両親に握手をしながら呼びかけ，「どうぞお入りになって，お座りください」と言いました。Matt君はすでに，患者用の食堂の長いテーブルの端に座っていました。

第 6 章　傾聴（Listen）　121

　母親はぐるりとテーブルを回り，息子のところへ来ると身体をかがめてキスをしました。父親はもっとも近くの椅子に腰を下ろしましたが，それは Matt 君からもっとも遠い椅子でした。そして父親が Greene 先生に話し始めました。

　父「今日は Matt の退院についての話だと思うんですが，先生はもっと入院が必要だと考えてはおられないのですか。私はあの子が家に帰るのには早すぎるように思えます」

　Greene 医師「ここで Matt 君にしてあげることは，もうこれ以上なにもないのですよ。Blackburn さん」（実をいうと，Matt 君はもう 1 週間入院していれば良かったのかもしれないのですが，医療保険はそれを許さなかったのです）。

　父「私は早すぎると思っていますし，母親も同じ考えです」

　母「ちょっと待って。私はそうとは言っていません。もちろん私たちは，あなたに家に帰ってきて欲しいと思っています」。母親は Matt 君に向けて「私たちは次になにが起こるのか心配なだけなの」と最後に言いました。

　このタイミングをとらえて，Greene 医師が話し始めました。

　Greene 医師「Matt 君にはまず今週中に当院の外来の予約がとってあります。その日までの薬が出してありますし，病院のデイケアプログラムにも受け入れ手続きが完了していますので，医師の面接が終わり次第，すぐにでもデイケアを始められます」

　「まさに私が恐れていたとおりだ」と Matt 君の父親は妻に言いました。それから Greene 医師の方へ顔を向けると，言葉を続けました。

　父「先生，私は悲観的になっているわけではないんですけ

ど，息子は絶対に予約した日に外来には行かないでしょうし，先生がおっしゃるそのデイケアとやらにも行きはしないでしょう。息子は自分はどこも悪くないと思ってます。なにかもっといい計画はないのでしょうか。Matt は薬をのみはしないでしょうし，あの子はこんなプログラムに参加している人のまわりにいることを好みません。みんな狂ってる，なんて言うんですから」

Greene 医師「Matt 君，なにか君の意見を聞かせてくれませんか」

Matt「僕は受診するって言いました。通いますよ」と彼はテーブルを見下ろしながら大声で答えました。

父「前にも，お前は私たちにそう約束したことがあったよね，Matt」と，先ほどより口調を少し和らげて言いました。「でもお前は家に着くなり，さっさと自分の部屋に姿を消してしまい，どこにも行こうとしなかったじゃないか」

Matt「今度は違うんだよ。ちゃんと通うさ。ともかくここから出たいんだ。出て，仕事について，1人暮らしがしたい」

母「本当に通えるの」と心配そうな面持ちで尋ねました。

Matt「心配しなくても大丈夫だよ，母さん，通うからさ。本当さ。大丈夫だよ」

父親は納得していない様子でしたが，母親と医師は，たとえ納得はしていないとしても，たった今耳にした Matt 君の言葉で少なくともやや安心したようでした。

それでは，先ほど私がご説明した傾聴するための7つのガイドラインに沿って振り返ってみましょう。

1. 安心して話せるようにできたか

　Greene医師とMatt君の家族は，話し合いのために特別に時間を設定しましたが，前に私が説明したような「特別」な会話ができたわけではありません。考え方がお互いに違うことを認めようとはしていませんし，病気を否認しているMatt君にそれを受け入れさせようとしたこれまでのやり方への謝罪もありませんでした。退院計画についてのMatt君自身の考え方を聞きたいと言った人もいませんし，頼まれもしないのにアドバイスをしないという約束もありません。

　そのかわりに，父親は以前の家での口論などを持ち出し，険しい状況を引き起こしました。その結果，Matt君は防衛的になり，こんな状況に置かれたら誰でもやることをしたのです。彼は外来に通うと嘘を言ったのですが，それは両親や医者の非難をやめさせて，退院するためだったのです。

2. 皆は自身の恐れを知っていたか

　表面的には，Matt君の父親も母親も，この話し合いを始める際に，恐れを感じていたことを分かっていたように見えます。しかし，本当はそうではなかったのです。彼らは，息子が回転ドア症候群の患者として入退院を繰り返すのではないかという恐れを持っていることには気がついていたでしょう。けれど，この話し合いで自分達の意見をもう1度はっきりと言っておかなければ状況がもっと悪くなるではないかという，特別な恐れを持っていたことにはまったく気づいていませんでした。

　父親よりは穏やかな口調でしたが，母親もMatt君とは対立していました。彼女は息子にもっと入院していて欲しかったの

です。母親は息子の病気がまだとても重いと考えていることを，非常にはっきりと伝えています。両親も Greene 医師も，それぞれが抱いている恐れから，まるでもう一回「病気だから，専門的な治療が必要だ」と言っておけば，彼の否認に突破口ができるかのように思っていました。それでいて3人とも，Matt 君が外来に通い続けないだろうとも思っていたのです。

この点を Matt 君と直接話し合うこともできたでしょう。ただし，そのためには安心して話せる環境を作り，恐れに会話を支配させず，課題の押しつけをやめなければなりません。

3. 課題の押しつけをやめられたか

Matt 君は退院目前でしたが，両親と主治医はこれまでもそうだったのだから，自分たちの提案に彼が従わないだろうと思っていたのです。でも，希望が持てそうもない彼らの課題を Matt 君に押しつけるのをやめませんでした。

Greene 医師は退院後の治療計画の詳細を伝え，言ってみれば「合意して終わり」にしたかったのでした。後に Matt 君がその計画に従うはずがないと分かっていたことを，Greene 医師は私に認めました。Matt 君は退院したがっていて，もし必要ならば，とりあえず薬の服用にも応じる気持ちでいました。でも，それをどのくらい長く続けるつもりなのかは分かりませんでした。なぜなら，Matt 君は本当の気持ちを率直に明かしたいと思えるほどには医師や両親を信頼していなかったからです。父親は息子が1週間足らずしか薬を服用しないだろうと率直に予言した一方で，Greene 医師は，彼が医師の指示に何ヵ月かは従うだろうと期待していました。

父親が持っていた課題は，Matt君をもっと長く入院させておいてくれるように先生を説得するというものでした。母親も同じ課題を持っていたのですが，彼女の場合は，罪悪感とMatt君を傷つけたり，怒らせたりしたくないということで頭が一杯でした。

　では，Matt君にはどのような課題があったのでしょうか。誰1人としてそれについて尋ねなかったため，実際のところ不明です。ただ，私はそれを後になって知ることになりました。

4. そのままにできたか

　Matt君は自分の意見を示してはいなかったですし，薬をのまないとも言ってません。ですから，主治医や両親は話し合いの中でそれに対してどうこうはありませんでした。しかし，両親はMatt君の過去の言動に対しては色々と言っています。父親は始めから腹を立てていて，それは，まだ病気が良くなっていない息子を病院側が退院させようとしている点だけではなく，Matt君が本当のことを言っているとは信じられないからでした。Matt君が診察には通うし，薬ものむつもりだと言った時，父親は息子を嘘つきと言わんばかりの反応を示しました。父親は「前にも，お前は私たちにそう約束したことがあったよね，でもお前は家に着くなり，さっさと自分の部屋に姿を消してしまい，どこにも行こうとしなかったじゃないか」と言ったのです。母親も父親ほどあからさまではないですが，約束すると言う息子の言葉に不信感を示しています。

5. 聞いたことを尊重したか

　Matt 君が言っていたことを理解し，それを彼に伝え返した人は誰もいません。自分が病気なのか，治療を必要と感じているのかという点についての Matt 君自身の考えは，尊重されませんでした。その機会は少なくとも1回はありましたが，それも逃しています。Matt 君が「今回は違う」と言った時です。あの時，主治医か両親は「Matt 君，私はちゃんと分かりたいんだ。あなたは今回は違うと言っているんだね。そう言っているんですね」とでも言い返すことができたはずです。もしそのような質問が，怒りや皮肉を込めてではなく，純粋に知りたいんだという気持ちからなされていたとしたら，Matt 君は「そうです」と答え，防衛的な態度も和らぎ，大切なことを皆に打ち明けたかもしれません。なぜなら，今回は彼にとって本当にこれまでとは違っていたからです。Matt 君はもう二度と病院には戻りたくないと心から思っていました。少なくとも，今回のように両親が警察を呼んで，意志に反して連れてこられた形では二度と嫌だったのです。

　ですから，もしも彼から聞いたことを Matt 君に理解して伝え返し，彼が本当に分かってもらったと感じたならば，皆で共有できる問題を見つけられたかもしれません。再入院を防ぐことを目標にかかげて，皆で協力できたかもしません。

　Matt 君の見方では両親が入院の原因だったのです。両親から見れば，それは精神的な病気でした。でも，彼がまた入院して欲しくないという点では全員が一致していました。医療費を支払う保険会社でさえそれに同意したでしょう。Matt 君が防衛的な態度を解いて，みんなの怒りを和らげるための機会があ

ったのに，これを逃してしまったのです。

　どういうことか説明しましょう。Greene 医師は Matt 君の主治医で，私は Greene 医師の指導をしていました。そのため，ときどき私は彼ら 2 人と一緒に会っていました。そうしたミーティングの中で，ある時 Matt 君は警官に病院へ連れて来られた時の恐怖感について話してくれました。あんなに怖かったのは初めてで，あれはもう絶対に懲り懲りだと言っていました。また，何度も入院を繰り返すことに，ほとほと嫌になったとも話していました。どうして両親が警察を呼んだと思うのかを尋ねると，彼は「僕のことを病気だと思っているからです」と答えました。

　私「でも，それだけでは，両親が君をなぜこんな目にあわせるのかが分からないね」

　Matt「僕が病気なので，病院に入ってなきゃならないと思っているからですよ」

　私「ちょっと違った質問をします。両親はなぜ君をこんな目にあわせようとするのかな。君が嫌いなんですか」

　Matt「そうじゃないです」

　私「君を傷つけたいのかな」

　Matt「分かりません。そうとは思わないけど」

　私「だったら，どうして息子のために警察を呼ぶのだろう」

　Matt「きっと怖いんだと思います」

　私「Matt 君，私がちゃんと分かっているかどうか確かめさせてください。両親が警察を呼んで，君の意志に反して入院させたのは，君を嫌っていたり傷つけたいからではなくて，怖かったからだということでいいですか」

Matt「そう，その通りです」

私「両親はなにを恐れているのだろうか」

Matt「僕が精神的に傷つくことを恐れてます」

私「私は君がこの点について両親に同意しないことは知っているけど，そのことを話す前に，ここまでの君の話を私がちゃんと分かっているかどうか確かめてください。両親は君が精神的に傷ついてしまうのが怖かったから，君の安全のために入院させたかった。これで間違っていないですね」

Matt君はうなずきました。

私「それなら，お父さんとお母さんは君のことをどう思っているのだろう」

Matt「両親は僕を愛してくれています」

私「ここに君の大きな問題があることが分かりますか。どのようにして両親に入院させるのをやめてもらうようにあなたは説得するんでしょうか。つまり，君を愛するのをやめろと説得できるはずがないよね」

Matt「そうですね」と彼は笑いながら言いました。

私「それではどうしますか」

Matt「僕にはなんの問題もないことを両親に納得させることはできないんです。先生たち皆が両親を洗脳してしまったからね」私や医者などが問題の根源だという彼の発言に，私たちは笑い合いました。

私「それはできないね。そして，両親も君が病気だということを君に納得させられないでしょう。それじゃ，一緒に取り組めることがあるとしたら，それはなんだろう」

Matt「それは怖がって警察を呼ばないように，両親に安心

してもらうことですかね」

私「どうしたらそうなりますか」

Matt「そんな方法はなにもないですよ」

私「本当になにもないかな」

Matt「まあ，ええと……なにもではないかも。薬をのむことはできます」

私「でも，私は君が病気じゃないと思っていることを分かってます。どうしてなにも問題がないのに薬をのむの」

Matt「親がいちいち干渉しないようにするためですよ」と言って彼は笑いました。

これはとても価値のあるやり取りでしたが，これがMatt君と両親との間で交わされていたら，その意味は計り知れないほど大きかったでしょう。しかし，両親は怖がっていて，聞いたことを理解して伝え返せませんでしたし，Matt君も皆も一緒に取り組める問題（つまり，意志に反した入院はまずいということ）によって共通の土台を見出せるチャンスを逃してしまいました。病気で，助けを必要としているかどうかはさておき，「洗脳された」両親が入院させたのは愛してくれているからなのだとMatt君がはっきりと意識できたら，彼はいままではどうにもならなかった問題をどうにかできる問題に変えられたかもしれなかったのです。

6. 一緒に取り組める問題をみつけたか

なにが問題なのかについて，Matt君，両親，Greene医師の見解は，それぞれ違っていました。Matt君にとって問題とは両親であり，両親の話を聞き入れた警察であり，息子が病んで

いると両親に思い込ませた精神科医でした。両親と Greene 医師は，Matt 君がわからんちんで未熟で防衛的なことが問題だと見ていました。彼は明らかな病気になっているのに，それに対処しないのですから。一方，Matt 君と私は一緒に取り組める問題の 1 つを簡単に見つけました。それは「どうしたら入院しないでいられるか」ということで，これが Matt 君と皆が一緒に取り組めるであろう唯一の問題だったのです。

　一緒に取り組める問題を見つけたことで，敵対するのではなく仲間として一緒にやる道が開けたのです。両親が帰った後に，私は Matt 君と Greene 医師と短い話し合いをして，次のように話しました。「Matt 君，分かっていると思うけど，これは君が決めなければならないんだよ。君は私の考えを知っているし，君がそう思っていないことをやるように私は強制はできないんです。危険が差し迫っている時は別だけど，もしそれができたとしても，そうするつもりはありません。君が自分自身で決めていく権利を私は尊重します。君は Greene 先生と両親に薬を続けると話したそうですね。でも君は自分が病気だと思ってないから，気持ちが変わってしまうかもしれないね。それを私は分からないではないけど，薬をやめたらなにが起こるかによく注意を払ってほしいんだ。君の人生なんだよ。薬をのむ，のまないだけの問題じゃないんだ。自分のやり方でいいのか，そうじゃないのかを，自分で証明しなくちゃね」

　「薬をのむって，言ったじゃないですか」と，Matt 君は身構えて答えました。おそらく，彼が Greene 医師と両親にした約束を私が信じていないとほのめかしたからでしょう。

　「分かった。君を信じるよ。だけど，もし私が君の立場だっ

たら，薬をのまないでしょうね」私の言葉にGreene医師が「なんだ」と思っているようなので，次のように尋ねました。

　私「Greene先生，なにか話がありますか。この点で別な意見があるようだけど」

　Greene医師「Matt君の立場だったら薬をのまないと言ったのは，先生の本心とは思えないんですけど」

　私「いや，それはもちろん本心です」

　顔をしかめて言葉を探しているGreene医師を救ったのはMatt君の次の質問でした。

　Matt「じゃあ，先生は僕に薬の必要がないと思っているんですか」

　私「そうは言ってないさ。私が言ったのは，もしも私が君の立場だったら，退院した後は薬をのまないと言ったんですよ。Matt君，君は自分が精神的な病気じゃないし，病気でもないのに薬なんか絶対のむべきじゃないと思っているでしょう。それは普通の考え方みたいだけどね。必要ないと思う薬をのむ人なんて普通はいないよね。そうなら，見張られなくなってからも薬を続けようなんて考えないでしょう。私が君の立場だったら，ともかくここから退院できるような話をして，その後は自分のやりたいようにするね。君も本当はそう考えているんでしょう。正直に話してくれても，ちゃんと今日帰れるから大丈夫だよ。なにも変わらないよ」

　Matt「そんなことは絶対ないですよ」と冗談めかして言った彼の顔に，笑みが広がっています。私も微笑み返して，ひとたび病院から出てしまえば，本当はMatt君がどうしようとしているのかをお互いに理解し，共有したのです。

私「それであくまで仮定として，もし君が薬をやめるとするなら，次の3つの質問を自分自身にしてみてね。それは，それでなにが変わらないか，それでなにが悪くなるか，それでなにが良くなるかの3つです。入院中にやったのと同じように書いてほしいんだ。どういうことか分かりますね」

Matt「ええ。プラスとマイナスについてですね」

私「そうです。それで私がなにについて話しているか分かっているね」

Matt「ええ。僕の人生についてで，その鍵は僕自身が持っていて，どう使うかは自分で決めるということですね」

私「そうです。それで，君は本当に薬をのみたくないと決めていたんだね」

Matt「ええ，まあ」とMatt君は決まり悪そうに認め，「でも，いずれにしても僕はのみます。みんながそうしてほしいと望んでいますから，そうします」と彼は言いました。

私「みんながそう望んでいるかどうかは私は分からないけど，君は私の意見を知っているでしょう。私は君に薬を続けてほしい。でも，もし君がやめると決めたなら，それが君の人生で，君の権利なのだから，それを私は尊重することも知っておいてください」

Matt「ええ，でも先生は僕のことを愚かだと考えるでしょう」

私「いや，そうじゃない。でも，よく理解しないままに決めたのだったら，良くない判断をしたなって思うだろうね」

Matt「あなたは先生なんだから分かってるでしょう」

私「そうじゃないよ。君がこの問題の専門家になるのが一番

いいんだ。科学者みたいに，これを研究の1つと考えてみるんだ。それにはデータを集めないといけないね。なんにせよ，すぐに結論を出そうとしちゃいけない。薬をのんでいない時になにが起こるかに注意してみよう。信頼できる人に薬をのんでいないときの君がどんな様子かを尋ねてみるといいよ。こんなのは面白いと思わないかい」

Matt「どうかな。僕には答えが分かっていますから」

私「君以外のみんなも，答えが分かっていると思っているようだよ。そしてほとんどが，君には賛成していない。だから，これは皆が誤っていることを示すチャンスじゃないかな」

Matt「頭を白紙にしてやってみます」

私「提案は以上だけど，他になにか話しておきたいことはありますか。私に言いたいことがあったら言ってください」

Matt「いいえ，ないと思います」

私「それじゃ，頑張ってね」と言って，私は立ち上がり，手をのばしながら「もう君に会わなくてすむように願っています」と言い添えました。

Matt「本当にそうですね」と彼が答えました。私たちは握手をしながら笑いました。私が再び Matt 君に会うとすれば，それは再入院を意味するからです。Matt 君を病院に入院しないで彼が自分の人生を続けること，これこそが，私たちが心を込めて同意したことでした。

7. 中心課題を書き出したか

退院に向けた話し合いの際に，誰も課題に注意を払っていなかったので，当然書き出されていません。もっとも，主治医も

両親も,この方法を使ったことは1度もありませんでしたから,この状況でMatt君の主張を書き出すのはおそらく難しかったでしょう。Greene医師は話し合いの中でよくメモを取っていたことは確かですが,そのほとんどは彼が観察した病状についてで,Matt君にとっての問題(両親と警察と精神科医たち)や,彼にとってなにが大切で,なにが動機づけになるか(入院しないでいられること,仕事につくこと,1人暮らし)などはほとんどメモしませんでした。でも,「なにが1番大切なのか話してもらって,それを一緒に書き出すのはいいですよね」と聞いてみるのは簡単だったはずです。

効果的な傾聴の例

精神科研修医3年目のIvan Kohut医師がVickyさんと面接をしていました。Vickyさんは第2章で紹介した躁うつ病の45歳の女性です。夫のScottさんも同席していました。Vickyさんは躁病エピソードが再発したときに2人の子どもたちをメイン州のマウント・デザート島国立公園へ3日間の「ドライブ旅行」へ連れ出し,その後ニューヨークに戻ってきて2週間入院していたところでした。

Vickyさんが出かけた最初の晩は,夫は子どもと妻が一体どこへ行ってしまったのかが分からず,とても心配でした。夜11時にVickyさんは夫に電話をして,自分と同じ「霊的な目覚め」を子ども達にも経験させたいと説明したのです。神が彼女に「アメリカ東海岸で1番標高の高いキャデラック山に子ども達を連れて行けば,自分が現れるだろう」と教えたのでした。

夫のScottさんは結婚してから，妻の躁病エピソードをこれまで2回経験してきたので，なにが起こっているのかが今回はピンときました。その電話の最中にも，夫はお願いだから帰ってくれと懇願しましたが，彼女は拒否し，夫が病気が悪くなってきているのだと言った途端にガチャンと電話は切られてしまいました。夫は即座に彼女が電話をかけてきた地域を管轄している警察に電話をしましたが，「それらしい車が走っていないかどうかは注意する」くらいしかできないと言われました。警察はメイン州の国立公園本部に電話をするよう勧めました。

　主治医の助けを得て，Scottさんは公園管理員を説得して，妻が公園へ入ったら保護してくれるように手配しました。それから飛行機でメイン州に飛び，妻をなだめたり，強制入院をちらつかせて脅したりした末に，やっとニューヨークへ戻って病院へ行くと同意してもらったのです。

　そこからの車での帰路はまったくの悪夢でした。子ども達はまあ仕方がないですが，手に負えない有り様で困らせましたし，子どもが喧嘩をしたり，かんしゃくを起こしたりしているところへ，妻は銃の連射のように誇大的なことを話し続けたので，自宅までの長時間ドライブは拷問のようなものでした。

　夫妻に挨拶をすると，Kohut医師は腰を下ろし，次のように質問を始めました。

Kohut医師「今日はなにについてお話しされたいですか。私からは治療の見通しに関連した2つの課題について話ができればと思います。Vickyさん，あなたはどんな調子ですか」

Vicky「私はいつここから出られるんですか。私が話したいことはそれだけです」

Kohut 医師「分かりました。Scott さん，あなたはどうですか」

　Scott「ええ，僕も妻と同じことを知りたいです。それに，彼女の薬についても話をしたいのですけど」

　Kohut 医師「他になにかありますか。お 2 人のどちらからでも結構ですよ」

　Vicky「ありません」と彼女は間髪入れずに答えました。

　Scott「とりあえずはないと思います。話していくうちにもっとなにか浮かんでくるかもしれませんが」と夫は少し考えてから言いました。

　Kohut 医師「いいでしょう。私からの 2 つの課題は同じようなものです。まず Vicky さんの状態を私がどう考えているかをまずお話しした上で，退院計画について Vicky さんがどう考えているかを聞きたいと思います。先ほどのご要望からすると，次の 3 つの項目になりますね。まず最初にいつ退院するか，そして次に Vicky さんの状態を私がどう見ているか，そして 3 つ目は退院後の計画について Vicky さんがどう考えるかです。お 2 人がよろしければ，2 番目から始めたいのですが，いかがですか」

　2 人とも頷いてこれに同意しました。

　Vicky さんに向かって Kohut 医師が話し始めました。

　Kohut 医師「2 週間前に初めてお会いした時よりも，状態はずいぶん良くなったと思います。2 週間前は，夜は 2 時間から 4 時間ぐらいしか眠らず，考え方は空回りしていて，強引な話し方で，気分は高揚し，とてもイライラしていて，神があなたに授けたという霊的能力についてちょっと風変わりな考えも持

ってましたね。でも，今では睡眠も普通に戻りましたし，考え方や話し方も大丈夫です。感情面については，私は心配していませんが，この点はご自身ではこの1週間，どうでしょうか」

Vicky「抑えられているような感じかしら。楽しい感じはないけど，すぐイライラはしなくなったし，落ち込みはないですね」

Kohut医師「あのすごく楽しい感じがなくなって残念でしょうか」

Vicky「そうですよ，Kohut先生だってそう思いませんか」

Kohut医師「確かにそうかもしれませんね」とVickyさんの笑みに気づきながら，Kohut医師は言い添えました。

Kohut医師「まだ楽しい気分はあるみたいですけど，極端な幸福感や極端な元気さはなくなったんですね」

Vicky「そうです」

Kohut医師「それなら，まあ，あなたは明後日には退院しても大丈夫だと思います」

Vickyさんは驚いた様子で言いました。

Vicky「どうして今朝お会いした時にそれを言ってくれなかったのですか」

Kohut医師「お忘れになりましたか。まずチームの他のスタッフと話し合わなければいけないと私は言ったでしょう。皆の情報が欲しかったからです。こうしたことはスタッフ皆で決めるんですが，そこで，随分良くなったから退院できるという合意に達しました。Scottさん，このことについてご意見はありますか」

Scott「いいえ，特にありません。私もそんな感じがしてま

した。普段の様子に戻ってきているのが僕にも分かります。ただ，これからについて知りたいんです。今回のようなことがもう起こらないようにするためにはどうしたらいいんでしょうか」

Kohut 医師「それは，この話し合いの最後の課題になりますね。つまり，今後の治療はどうするのかです」。Kohut 医師はもう一度 Vicky さんの方を向いて言いました。

Kohut 医師「退院してから数ヵ月は，週に1回，外来であなたを診ていきたいと思っています。それから，様子を見ながら外来の頻度を月に1回まで減らすこともできるでしょう。薬については今のんでいるものをこのまま続けてください。数週間はどんな様子かを見てから，薬の量など調整すべきかを評価して，相談をしていきましょう。退院後の流れはこのように考えていますが，どう思われますか」

Vicky「私の考えなんてどうでもいいんじゃないですか。皆が私は薬を続けるべきだって思っているでしょう」と笑って尋ねました。

Scott「それが大切なのに決まってるじゃないか」と Scott さんはちょっとイライラして固くなって答えました。

Kohut 医師「Vicky さん，あなたが中心のことなんですよ。たとえ今はそうとは思えなくてもね」

Vicky「なにを言いたいんですか」

Kohut 医師「ご主人や私があなたにどうしてもらいたいかよりも，あなた自身がどうしたいのかがずっと大切だと話しているんです。あなたが薬の役割はもう終わりだと考えて，のむのをやめたいなら，きっとやめてしまうでしょう。私はそれを

止められませんし，ご主人だって同じです」

Vicky「じゃあなぜ，私は今ここにいるのかしら。私は自分が中心だなんて感じませんけど」

Kohut医師「それは双極性障害が悪化した時に，あなたは自分をコントロールできなくなってしまったからです。それで皆が心配して，あなたが思うように行動できないようにしたのです。でも，今は自分で病気をコントロールできるようになったので，あなたは運転席に戻ることになったのです」

Vicky「そうだとすると，この薬は1，2ヵ月以上はのみたくないわ」

Kohut医師「つまり，あなたは2ヵ月以上は薬をのみたくないのですね。それで合っていますか」

Vicky「そうです」

ここで夫のScottさんが話に割って入りました。

Scott「ちょっと，待ってください。そもそも，薬をやめたんで彼女はこんなことになったんです。これまでに診ていただいたお医者さんは，先生も含めて皆，彼女はこれからずっと薬を続けていかなくてはならないだろうと私どもに話していたんです」

Kohut医師「Vickyさんがまた再発したくないなら，その通りです。それが私の意見です。そして，薬をのんでいれば，うつになることも防げるでしょう。私は矛盾したことを言っているのではないのです。別のことを言っているのです。ご主人でも私でもなく，Vickyさんの選択なのです。でもこの選択によって，色々な影響が出てきます」Kohut医師はVickyさんの方を向いて言いました。

Vicky「そう言われると,なにかすごく怖い感じがしますけど」

Kohut 医師「私は,治療をやめるとその影響はかなり良くないものになると考えています。あなたは私が専門家としてなにを勧めているのか,そして前の主治医の意見もご存じですね。ご主人とあなたの家族がなにを望んでおられるかも知っています。でも,あなたは自分が正しいと思っていることを,結局は行うでしょう。私はそれを尊重しなければならないのです。でも,ちょっと知りたいことがあるのです。なぜ,薬が必要ないと思われるのでしょうか。今朝は,この数週間は薬でとても助かったと話されていましたね。あれはただ,『ハイハイ』と私に調子を合わせていただけですか。それとも,本当の気持ちなんですか」

Vicky「それは本当の気持ちです。薬はちゃんと効きました。でも,私はもう良くなりましたから」

Kohut 医師「つまり,あなたの双極性障害は完治したということでしょうか」

Vicky「ええ。自分が本当に躁うつ病なのかはよく分かりませんけど,なにが起きていたにせよ,まあ,薬で落ちつきました。だから,もう問題は解決したんです。もう問題がないのに,これからずっと薬を続けたいはずがないでしょう」

Kohut 医師「つまり,あなたが言われていることは,あなたはなにか問題を抱えていて,それは躁うつ病ではなかったけれども,ともかく薬はあなたに役立った。そして,もう問題は解決したので,薬は続けたくないということでしょうか。これで合っていますか」

Vicky「合っています」

Kohut医師「あなたが言われたことについての，私の意見が聞きたいですか」

Vicky「それはもう分かっています」

Kohut医師「実際に聞くと，驚くかもしれませんよ」

Vicky「それなら，すぐ言ってください」

Kohut医師「あなたの提案は可能かもしれないです」。そして，Kohut医師はこの夫妻にこう言って驚かせました。

Kohut医師「ちょっとした取引をするのはどうですか。今から6ヵ月たっても，あなたが薬をやめたいと判断されるのなら，それを試すことにしましょう。でも，我々が定期的に話し合いをしなければ，こんなことはできません」

Vicky「どうして，そのようなことを提案するのですか。先生は私はずっと薬を続けていかなければならないと考えていると言ったじゃないですか」

Kohut医師「治療を続けるかどうかを最終的に決めるのは，あなたの意見だけだからです。私はそう思っていなくても，あなたの考えを証明することには，喜んで協力します。ただ次の2つの点を守ってください。まず，定期的に私の外来に来てください。そして，いざ薬の量を減らしだしたら，毎日日記をつけることです」

Vicky「どうして日記をつけるんですか」

Kohut医師「日記をつけると，薬の量を減らしている間に，あなたがどのように考え行動しているかの記録ができるからです。また，あなただけでなく，家族にとっても，薬の量を減らした影響が分かりやすくなりますから」

Vicky「ぜひやります」と彼女は答えました。

Kohut 医師「いいでしょう。では忘れないように内容を書き留めておきましょう。Vicky さんは，これから 6 ヵ月間は薬を続ける。6 ヵ月たった時点でなお薬をやめたいと思っていたら，一緒にそれをしてみる」Kohut 医師はこれを声に出しながら書き留めました。それから改めて思いついたように付け足しました。「もしよろしければ，ときどきご主人にも話し合いに参加していただきたいのですが，どうでしょうか」

Vicky「もちろん，かまいません」

Kohut 医師「そして，薬をやめる方向でいくなら，あなたは毎日日記をつける。記録していただきたい内容は実際にその時になったら，さらに話し合いましょう。どうでしょうか，合意した内容はこれで間違いないですね」

「はい」と Vicky さんと Scott さんは，2 人とも声をそろえて答えました。

1. 安心して話せるようにしたか

Kohut 医師は Vicky さんが安心して話せるようにしていたでしょうか。Kohut 医師は，治療についての Vicky さんの考え方を聞きたいとはっきりと伝え，また，彼女がすでに知っている Kohut 医師の意見を繰り返そうとはしませんでした。Vicky さんは，病気ではないから薬も必要ないという自分の考えを話し合いの場で言っても，Kohut 医師から反論されないことを理解していました。そして，夫の怒りを Kohut 医師が制してくれることも知っていました。Kohut 医師はその場では Vicky さんの意見が本当に重要で，それは自分や夫の意見

2. 彼ら自身の恐れを知っていたか

　薬をやめたいというVickyさんの願いを，Kohut医師が議論せずに認めたときには，夫のScottさんは，心配になり反論しました。この時を除いて，妻と主治医が本人の問題認識と必要事項について話し合っていた際には，Scottさんはだまって耳を傾けていて，大きな役割を果たしたと言えるでしょう。これまで重ねてきた話し合いの中でKohut医師は，Scottさんがやれることと，どうにもならないことについて，彼が理解できるように取り組んできていました。Scottさんは妻に対して，自分が躁うつ病でずっと薬を続けなければいけないと納得させることはできませんでした。これまでもう4年も試みてきてうまくいかなかったのです。Kohut医師は，「これからいくら妻と議論を続けても，4年かけてできなかったことが急にできるようになるはずはない」という明白なことを，Scottさんが認識できるように援助したのです。Scottさんができることは，妻との関係を修復し，彼女が夫と一緒にチームとして連携して，同じ問題に取り組んでいるのだともう1度感じられるようにすることなのです。

　Kohut医師は自分自身のさまざまな懸念をはっきり認識しており，Vickyさんの考え方を傾聴しても失うものはなにもないと分かっていました。また，Vickyさんに正直に話させてその意見には許可なしには反論しないこと（彼は意見を言う前には必ず言って良いかどうか尋ねています），能動的な姿勢で傾聴することによって，彼女を決して傷つけないことの大切さを

理解していました。

3. 課題を押しつけることをやめられたか

彼らは課題だけでなく、話し合いの進め方についても同意していて、Kohut医師は話し合いの途中でもVickyさんと夫に何度も尋ねて、ほかにも話し合いたいことがないかどうかを確かめています。主要な課題はVickyさんの考え方を理解すること、彼女の体験を元にして取り組むことでした。

4. そのままにできたか

Kohut医師は、薬をやめたいというVickyさんの発言に感情的に反応をしませんでした。夫のScottさんも、妻が薬をやめたらという恐れにとらわれた一瞬以外は同様でした。Kohut医師もScottさんも、もう病気ではないから薬をやめるつもりだというVickyさんの発言を聞いても反論しようとはしていません。2人ともVickyさんの意見はそのままにして、彼女の考え方を尊重しています。そして、Kohut医師が意見を言う際には、自分がどう思うかを話してかまわないかと先に尋ねることで、Vickyさんの立場を強め、力づけています。

5. 聞いたことを尊重していたか

Kohut医師はVickyさんが話した内容を言い換えるかたちで繰り返し、彼が「正しく理解した」ことを確認しています。これによってKohut医師は聞いたことを尊重していることを繰り返し伝えています。聞き取った内容を理解して返す前には、「これで合っていますか」と言って、Vickyさんの話を正

しく理解したかを確かめたいという点を伝えています。そして自身の意見や批判を交えずに彼女の言葉をそのまま使って，彼の理解が正しいかを聞いています。Kohut 医師は Vicky さんの考え方を理解し，心から尊重することを明らかにしています。

6. 一緒に取り組める問題を見つけたか

Vicky さんは薬はちょうど感染症のための抗生物質のような短期的なもので，糖尿病治療のためにインスリンを続けるのとは違うと思っていました。幸いだったのは，Vicky さんには多少の病識があったという点です。もちろんそれは家族や医師が理想とするレベルには，はるかに及ばなかったですが。Vicky さんは症状があるときには薬はそれを和らげるのに役立つと分かっていましたが，安定している時でも薬には症状の再発を予防する効果があるという点は理解していませんでした。

Kohut 医師は彼女が薬をやめても再発しない見込みは統計的に極めて低いが，その可能性は完全にゼロとまでは言えないことを知っていました。そして，Vicky さんが薬を続けるには，その治療を「自分のもの」にして，それに確かな意味があるとの理由を彼女自身が見つけることが必要なことも分かっていました。Kohut 医師は服薬に関した問題について，当分の間は彼女へのサポートを続けようと思っていました。ただし，一緒に取り組むにあたり，彼女が外来に通い続けること，ときどき Scott さんも話し合いに参加するのを認めること，薬をやめたときになにが起きるのかを責任を持って記録すること，という条件をつけています。

Vicky さんの考えを取り入れた取り組みを一緒に行うことによって，Kohut 医師は彼女が外来に通って薬を続ける期間をより長くしようとしています。もし薬を一生続けなければならないと彼が主張したら，彼女はもっと早く治療をやめてしまうでしょう。そして Kohut 医師は Vicky さんが治療を続ける理由を見出すための基礎も築いたことになるのです。

7. 中心課題を書き出したか

 Kohut 医師は，薬について皆で合意したことを書き出しただけではなく，それをする前にその許可を求めています。これはとても大切な点で，これによって権威的に指示するのではなくて一緒に行いたいという Kohut 医師の意志をよく分からせることができるのです。また，許可を求めるのは退院後の責任は Vicky さん自身にあるという点を強調する意味もありました。Kohut 医師は自分にできないことがあることを認めるのを恐れませんでした。

 こうすることで，治療を続けるかどうかの選択は Vicky さん次第であるし，同時にその後の影響への責任も彼女自身にあることを念押ししています。書き出した「課題」には，彼女が薬をやめたいということ，考え方が空回りし，睡眠時間が減って，疲れ果ててしまう時（彼女は自分が病気だとは考えていませんでしたが，こうした事柄は問題だと考えていました）には薬は助けになると彼女が理解していることが入っていました。

 要約してみましょう。傾聴は能動的なプロセスです。その間には色々と質問をしますが，傾聴して理解した内容に反論はし

ません。あなたが謎を解明しようとしている科学者になったと思うと良いでしょう。あなたの課題はその人が病気や治療に関してどのような体験をしているのかをはっきりと捉えることです。精神疾患を抱えて精神科の薬をのんでいる状況をその人自身がどのように感じているかを理解できれば，治療における合意を作り上げる上での必要不可欠な知識を得たことになります。

「理解して返す傾聴」に潜む危険性

批判を交えずに傾聴してそれを返すと，その人が自分の言ったこと（私は病気ではない，薬は必要ない，CIAの陰謀があるなど）をあなたがそのまま信じてくれたと誤解してしまうこともありえます。するとその人はそんなことをしているCIAを取り押さえる助けをしてもらいたいとか，あなたも自分には薬が必要ないと分かってくれているようだから，薬をのまなくてすむように親に話してほしいなどとあなたに頼むかもしれません。

この問題については本書の色々なところに書いてありますが，多くの人が「理解して返す傾聴」を恐れるのはこの危険性があるためでしょう。そこで，2つの新しいツールをご紹介します。それは「できるだけ後で意見を言う」（遅らせツール）と「あなたの意見を言う際の3つのA」（和らげツール）です。これらのツールを使えば，理解して返す傾聴においても，勘違いされてしまう罠に落ちないですみます。どちらのツールについても後でまた詳しく説明しますが，ひとまずここで簡単にまとめておきましょう。

できるだけ後で意見を言う（遅らせツール）

意見が食い違う可能性のあるテーマ（色々な妄想，薬をのみたくないなど）については，あなたの意見を言うのをできるだけ遅らせるのです。それによって，そこで築きつつある協力関係を保ち，あなたの答えによってマイナスが生じるのを遅らせられます。そしておそらくこれがもっとも大切な点ですが，その相手があなたに意見を求めてくる時まで，それを延期するということです。そうすれば，最終的にあなたが意見を言った時でも，その意見を聞くことになったのはその人自身が望んだからなので，誰も非難するわけにはいかなくなるからです。そして，意見を言わなかったのは本当にそうしたくなかったからだということを分かってもらえれば，なおさらそうなります。

ですので，LEAPにおいてはあなたが意見を言うのを遅らせるほど，その人は自分の意見を尊重してもらっていると感じ，それゆえあなたの意見も尊重しないといけない（少なくとも最後まで聞かなければならない）と感じるようになります。その人があなたの意見を求めるとしても，その人は会話の流れを自分でコントロールしている感じを持ち，あなたの意見を聞いた時もそれほど防衛的にならなくなります。さらに，その人があなたの意見を聞くために苦労すればするほど，あなたの意見は，その人にとってより重要なものになります。これらの3つの理由から，あなたの意見はさらに重みを増すのです。

意見を言うのを遅らせるときには，次のようにすると良いでしょう。まず，必ず答えると約束することで相手の質問に敬意を示し，次いで話題を変えますが，その際にはその許可を得ましょう。この3つの要素（約束，話題の変更，話題を変える許

可を求める）をすべて含んだ答え方の例をいくつか紹介しましょう。

・あなたが病気だと私が思うかについては答えることを約束します。でも，まずは，もしも差し支えなければ＿＿＿＿＿についてもう少しお聞きしたいのですが，よろしいですか。
・CIAについての質問には答えます。ただ，まずは昨夜なにが起きたかについて，もう少し詳しく説明してくれないでしょうか。それでいいですか。
・あなたが言っていることを妄想だと私が思うかどうかを，何回も質問されましたね。質問には必ずお答えしますが，もし良かったら，私がどう考えているかを話す前に，＿＿＿＿＿についてもう少し話してくださいませんか。
・あなたが薬をやめるべきかどうかについての質問には必ず答えると約束しましょう。でも，その前にしっかりお伝えしておきたいのですが，私がどう考えるかよりもあなたの意見のほうがよほど大切だと私は思っています。そこで，薬をやめたいとあなたがなぜ考えるのか，その理由をすべてお話しいただけないでしょうか。

あなたの意見を言う際の3つのA（和らげツール）

あなたが傾聴し，共感した後でも，あなたがどう考えるかをその人が尋ねない場合も時にあります。このようなことは私の経験ではまれですが，もしこうなったら，2つの可能性を考えましょう。1つは，学んだツールをあなたが十分に使いこなしていなくて，効果が出ていないかもしれません。もう1つは，

その人は自分で話すのがとても好きで、あなたの意見に興味を持つところまでいかないのかもしれません。後者なら、あなたの考えを聞くことに興味があるかどうか、尋ねても良いでしょう。次のように質問できるかもしれません。

「お話をずっと聞いてきて、あなたがこの問題をどう捉えているのかがずいぶんよく分かるようになりました。私がどう考えるかを、お話ししてもよろしいですか」

傾聴と共感のツールを使ってきて、この質問に「いいえ」と答えたという話は聞いたことがありませんし、あなたもおそらく聞くことはないと思います。しかし、あなたが意見を何度も求められていたり、意見を言うのを延期していたり、さらにはその人が意見を求めてこないのであなたから言う機会を作ろうとした場合でも、あなたの意見の言い方によっては火に油を注ぐこともあるし、火が消えたままにしておけることもあります。それはその人が冷静になり、傾聴され、尊重されていると感じていたとしてもそうなのです。狭く険しい道をなんとか通り抜けるには、あなたのツールベルトに新たな3つのツールを加える必要があります。私は大抵この3つを同時に使いますが、1つか2つで足りる場合もあるでしょう。これを「3つのA」ツール（和らげツール）と呼んでいます。覚えやすくて、議論や交渉の際にも使える強力なツールです。これらのツールは、柔らかなもの、たとえばフェルトや羽毛枕のようなものなのです。時には車のエアバッグをイメージするときもあります。つまり、衝撃を和らげて命（あるいは関係性）を救うツールなのです。

和らげツール、すなわち「3つのA」とは、まず謝っておく

第6章　傾聴（Listen）　151

Apologize，完璧ではないことを認める Acknowledge，意見を認め合う Agree の3つの頭文字をとったものです。

まず謝っておく（APOLOGIZE）

いよいよあなたの意見を言おうとしている時点で，謝らなければいけない，または謝りたいなんて，なかなか思いつきません。あなたの意見を尋ねているのは相手の方ですし，それもおそらく1回だけではないでしょう。あなたはその求めに応じようとしているだけです。ですから，なにかを謝らなければいけないとしたら，それほど遅らせたことに対してだと思うでしょうが，実はそうではないのです。

そもそもなぜ，あなたが意見を言うのを遅らせたのかを思い出しましょう。それは意見を言うと，細心の注意を払いながら築き上げてきた信頼を傷つける可能性があるからでした。あなたがその人の考え方に賛成していないことを言ってしまうと，その人はきっと失望し，なにか裏切られたような感じを持ち，再び怒りの気持ちが出るかもしれないのです。だから，あなたがしっかりと示すべきなのは，自分はこれらすべてを理解しているからこそ「謝る」のだという点です。その人にそんな思いをさせたくないと心から願っていることを分かってもらうのです。

ですから，あなたがこれから話そうとしている意見（たとえば，「ええ，あなたは双極性障害かもしれないと私は考えています」）について謝れと言っているのではありません。そうではなくて，あなたの意見によってその人に生じるであろうさまざまな気持ちに対してなのです。あなたがそう思っているとい

うことを謝るのではなく，自分がこれから言うことがその人を動揺させるかもしれないという点を申し訳ないと思うのです。こんなふうに言うと良いかもしれません。「私がどう考えているかを伝える前に謝っておきたいと思います。それは，私の考えはあなたを傷つけたり，がっかりさせたりするかもしれないからです」

この違いを理解すると，謝るプロセスがぐんと容易になるはずです。もしどうしても謝れないと思われるのでしたら，おそらくあなたの中で怒りがまだ収まっていないのでしょう。何回か深呼吸をして，ちょっと身を引いて（ほんの一瞬でけっこうです），そもそもなぜこの話し合いをしているのかを思い出しましょう。

さて，実際に謝るときには，「でも」という言葉は決して使わないでください。たとえば，「私が今から言うことがあなたの気に障ったらごめんなさい。でも，私の考えは……」というのはダメです。これは前にも言いましたが，とても重要な点ですので，もう1度強調しておきます。

なにかに反対している人は，一般的に「でも」という言葉を耳にした途端に聞くのをやめてしまいます。まるでリモコンのスイッチを押したかのように，その人の聴く気持ちを遮断してしまうのです。その人はあなたの話が聞こえなくなるだけでなく，なにもかもが衝突していた振り出しに戻ってしまいます。

完璧ではないことを認める（ACKNOWLEDGE）

それでは，あなたがその人に対して認めなければいけないのはなんでしょう。もちろん，自分の意見が正しいと，あなたが

なお考えていることではありません（しかし，最後にはそのような内容を伝えるのですが）。むしろ，あなた自身にも絶対に誤りがないわけではなく，実際に間違っているかもしれないという点を認めなければいけないのです。たとえ内心では，絶対にそんなことはないと思っていてもです（そんなふうに思っていることはもちろん言いません）。そこで，謝った後に，たとえば「それに，この点では私が間違っているかもしれません。私がすべてを知っているわけではありませんから」と言うのが良いでしょう。

　あなたがそうすると，まずあなたの姿勢に柔軟性があると伝えることになります。あなたが柔軟であると，相手からも柔軟さを引き出しやすくなります。あなたが頑なで独断的だと，相手も同じ姿勢になりがちです。LEAPとはなにかを得るために，こちらから与えることなのです。

　あなたが間違っているかもしれないと認めるのは，その人を尊重している気持ちを伝える方法でもあります。なぜなら，あなたが「自分は賢いがあなたは無知だ」との思い込みをもっていないことを相手に伝えることになるからです。これはアメリカ建国の際に大きな役割を果たしたBennjamin Franklinの理念と同じです。彼は自伝に次のように書いています。

「他者の気持ちに直接反論することと，自分の気持ちを積極的に主張することは，すべて差し控えると決めました。自分の意見は間違っていないと暗にでもほのめかすような言葉と表現さえ，完全に使わないと心に誓いました……50年このかた，私の口から教条的な表現が滑り出るのを聞いた人はいないはず

です」

　乗り越えられそうもない多くの難局を打開してきたBennjamin Franklin に役立ったのですから，あなたにもきっと役立つはずです。

意見を認め合う（AGREE）
　あなたがその人の意見に同意するわけではないと前に言いました。それでは「意見を認め合う」とはどういうことなのでしょう。

　ここでは，あなたが同意していないということをその人に分かってもらうのです。つまり，あなたはその人の意見を尊重するので，その人もあなたの意見を尊重してもらいたいと伝えます。例えば「この点においては，意見の違いをお互いに認め合うことにしませんか。私はあなたの考え方を尊重しますし，あなたを説得して考えを変えさせようとはしません。だから，あなたにも私の考え方を尊重してもらいたいのです」などと言うと良いでしょう。

　この和らげツールは，実際に使ってみると，初めて聞いたときの印象よりもずっと簡単に思えるはずです。兄の Henry が自分が統合失調症だと思うかと聞いてきたとき，私は「兄さんの気持ちを傷つけるかもしれないからまず謝っておくよ。それに，僕は間違っているかもしれないことも知っておいてほしい。僕もすべてを知っているわけではないから。その上で言うけど，そうだね，兄さんは統合失調症かもしれない。この点で

言い争うことはしたくないよ。僕は兄さんの意見を尊重するし，兄さんも僕の意見を尊重してほしい。この点については，意見の違いを認め合おうよ」と答えました。この例に和らげツールの「3つのA」のどれもが含まれていることに気づいたでしょうか。

　もう少し短い例は「あなたが薬をのむべきかという点ですね。これについては申し訳なく思いますし，私は間違っているかもしれませんけど，この点についてはお互いの意見の違いを認め合いましょう。そうですね，少なくとも数ヵ月は薬を続けて様子を見るべきだと私は思います」という言い方です。

　ポイントは，心から謙虚な姿勢でその人の顔を潰さないこと，そしてこれまで築いてきた人間関係を壊さないことです。あなたの議論の力によってではなく，お互いの関係性を強めることで勝利を得るのだという点を忘れないようにしましょう。

第 7 章　共感（Empathize）

　兄が発病してから数年したころ，兄と私は，兄が服用している薬の1つの haloperidol について話し合ったことがありました。こわばったり，ひどくだるくなるため，兄はとてもこの薬を嫌っていました。兄の不平に耳を傾けているうちに，私は初めて，これらの薬の服用について本人が感じている不満を少しは理解できるようになりました。「兄さんがこれらの薬をのみたくない気持ちが分かったよ。こわばって，だるくなったりするんだね」というようなことを言ったことを覚えています。この時の話し合いは私の心に際立って思い起こされます。というのも，薬についての話でお互いの話に穏やかに耳を傾け，言い争わずにいられたのはこれが初めてだったからです。

　薬の話題になると，私たちはとても大変になるのが普通でした。それまでは処方された薬を兄はなぜのまなければならないのかとか，自分が病気だという事実を受け入れないのは大人げないじゃないかとか，私の考え方を兄に押しつけて偉そうな態度で話していました。兄弟というのは往々にしてそうなってしまうものですが，その頃，精神科の入院病棟で治療助手として1年間働いていて，人の話にじっくりと耳を傾けることがどれほど大切なのか分かり始めていました。兄の話を聞くうちに，私は共感せずにはいられなくなりました。私は兄を愛していますし，愛する人が苦しんでいれば共感しないでいるほうが難しいでしょう。耳を傾けられるようになると，共感の気持ちが湧いてきたのです。そして私が共感した結果として，兄は自分で

は罹っていないと思っている病気と，必要ではないと確信していた薬に対して私がどう考えているのかを知りたいと思うようになったのです。

実際には，こうした気持ちにこそ対応すべきです。なぜなら，こうしたことが精神的な病気を抱えた人たちを周囲の人々や治療者から引き離す原因になるからです。

　その人の気持ちに共感し，それを伝えれば，その人もきっと自分が理解され，大切にされていると感じてくれるはずです。気持ちを理解していると伝えるたびに，その人も徐々に防衛的な姿勢を和らげ，あなたの考えに対しても心を開いてくれるでしょう。病気や処方薬をめぐるその人の体験を理解して返す傾聴をすれば，あなたに自然と共感の気持ちが生まれてくるのです。

　ただ，精神病に罹っている人に共感を伝える場合，ちょっと考えるべきことがあります。服薬を強制されることへの怒り，治療への恐れ，妄想に関連した感情などには共感すべきでないとの懸念を持つ人が多いのですが，実際には，こうした気持ちにこそ対応すべきなのです。なぜなら，こうしたことが精神的な病気を抱えた人たちを周囲の人々や治療者から引き離す原因になるからです。

共感を伝える

　まずは，なにに共感すべきかを学ばなければなりません。それを手短に言えば，「その人が示しているあらゆる気持ち」ということになります。けれども，あなたが理解を示すことが特

に重要なものがいくつかあるのです。それが理にかなったものであっても（皆から自分のことを病気だって言われるのには，ほんとに嫌になった），たとえ不合理なものであっても（CIAが僕を追跡できるようにカプセルにマイクロチップを埋め込んだ），次に説明する気持ちに対しては是非とも共感しましょう。

・フラストレーション（まわりから薬を服用するよう求められるプレッシャーのための，達成できないでいる個人的目標に関しての）
・恐れ（薬についての，偏見を受けることへの，失敗に対しての）
・不快感（薬に関連した，体重増加やだるさなどへの，動きが鈍い，発想がわかない，こわばりなどへの）
・要望（仕事への，結婚への，子どもを持つ，復学への，再入院しないでいることへの）

「理解して返す傾聴」に「共感」を組み合わせると魔法のようなことが起きます。その人の方からあなたに意見を求めてくるのです。そうなることを保障できそうなくらいです。

たとえば，私がMatt君やGreene医師と交わした会話を覚えていますか。自分が精神病ではないとMatt君が考えていることはその場にいる全員が知っていました。その彼が，退院してからも薬を続けると，見え透いた嘘の約束をした時のことです。私は「分かった。君を信じるよ。だけど，もし私が君の立場だったら，薬をのまないでしょうね」と言いました。すると，彼は私に心を開いて，薬をのみたくないと考えていることをもっと正直に認めるようになりました。その瞬間を捉えて，

彼が薬をのむことについて感じている気持ちに共感するように集中したのです。私は「まわりのみんなが薬を君に押しつけてくるのを怒ってるようだね。そうじゃないかい」と言いました。彼はそうだと答え，そして結果的に「じゃあ，先生は，僕に薬の必要がないと思っているんですか」と私の意見を求めてきました。

　私がなんと答えたかはすでに読まれた通りですが，この話し合いが彼に意見を伝えるのに，これしかないタイミングで行われたことはご存じなかったでしょう。彼はまさに退院しようとしているところで，彼と話し合いをする最後のチャンスだったのです。さて，この時は違っていましたけれど，ある人が妄想や，精神的な病気なのか，薬が必要なのかなどについて私の意見を求めてきたら，すぐには答えないことが普通です。

　例えば，母親が食事に毒を混ぜていると確信している人がいました。傾聴して共感すると，その人はそれが実際に起きていると私が信じているかどうかを聞いてきました。その時の会話は「それでは，私が君の話を正しく理解しているのなら，お母さんが君の食事に毒を混ぜている。これで合っていますか」と私が言ったところから始まりました。

　相手「そうなんです」

　私「それについて，どう思いますか」

　相手「本気でそんなことを聞くんですか。先生が同じ立場だったら，どう思いますか」

　私「私がそうだったらというか，誰でもそうだと思うけど，怖いし，怒りますね」

　相手「それなら，先生は僕を信じてくれるんですか。それに

対してなにかしてくれるんでしょうか」

　私はその場では彼の質問には答えずに，もっと後になってから答えました。答えるタイミングをできるだけ遅らせたのです。その理由と，質問者を苛立たせずに答えを遅らせる方法は後で説明します。ここでぜひ頭に入れておいてもらいたいのは，「傾聴して共感するとあなたはその人から意見を求められるようになる」という点です。結局，これこそがあなたのねらいなのです。なぜなら，言い合いをしている中で，あなたがその人に強引に押しつけようとする意見よりも，その人から求められてあなたが答えた意見のほうが，その人にとってはるかに重みを持つからです。

Dolores さん

　Dolores さんは，20 年近く統合失調症を患ってきた女性ですが，自分はどこも悪くないから薬もデイケアも必要ないと私に言っていました。では，なにが必要だと思っていたのでしょう。彼女はなによりも仕事をしたいと思っていました。仕事につけないこと，そして働くのは無理だと言う家族にも不満を持っていました。家族がこの点について悲観的になるのは無理もありません。これまで，Dolores さんは仕事は数日しか続けられなかったし，この 20 年で就職したことも数えるほどしかなかったのです。

　私が初めて会った時までに，彼女は幾度となく入院を経験していました。自分が病気だと分からないでいる重度の精神疾患の人はよくこのような状況になります。彼女の場合は年に 2 回から 4 回は入院をしていたのです。一応は自分で署名をして自

主的に入院した形にはなっていましたが，家族から散々プレッシャーをかけられた末にようやく入院を同意したことがほとんどでした。私が今度退院したらなにをする予定かについて聞いたときに，彼女は「仕事」と簡潔に答えました。

あなたがDoloresさんの治療に当たっていて，彼女の計画について話し合うとしたら，この彼女の考えがとても無理だという点に焦点を当てたくなるでしょう（私もこの仕事を始めた頃はそうでした）。ずっとこれまで服薬アドヒアランスが悪かったのですから，急にそれが変わって長年の失業状態から抜け出せるとはとても思えないのです。だから，彼女にはとても無理と思えるような計画を後押ししたりそれに賛同したりするよりも，なぜ治療を続けられないのかについて話し合う方がずっとためになると考えても当然でしょう。問題はDoloresさんが薬やデイケア，主治医との外来診察についてまったく無関心だったことです。でも，あなたが病気ではないとしたら，これらについて話し合いたくなるでしょうか。

そこで私は路線を変えて，その時に彼女が感じていることに共感を示しながら，彼女の将来の計画について話を始めることにしました。

　私「退院したら仕事につきたいんですね」

　Dolores「ウォール街（ニューヨーク市の金融業の中心地）で働くつもりです」と彼女は即答しました。

　私「どうしてウォール街なんですか」とその計画が現実離れしている点はひとまず置いて尋ねました。

　Dolores「お金をたくさん稼ぎたいんです。自分のお金が必要なんです」

私は聞いた彼女の言葉の内容を次のように伝え返しました。

私「あなたにとって, 自分のお金を持つことが大切で, ウォール街で仕事をしたらお金を持てる。これで正しいですか」

Dolores「そうです。家族にお金をくれるよう頼むのが, すごく嫌なんです」

私「どうしてでしょう」

Dolores「それじゃ子どもみたいですよね。私の妹（当時30代）なんて, 株の仲買人なんですけど, その妹の家なんてすごいですよ。私はその姉なんだから, 私もお金を稼がなくちゃね」

私は彼女の気持ちを分かっているかを確認すると同時に, 私の共感を伝えるために次のように話しました。

私「あなたにとって, お金をもらうのは気まずいというか, ちょっと気持ちが傷つくということですね」

Dolores「そうなんです。先生だって, 気まずく感じますよね」。彼女は言いました。

私「そうですよね, 私もたぶん, そう感じると思います」

そして, Doloresさんの心が少し開いた感じがしたので, チャンスだと思って言ったのです。

私「ちょっと聞いてもいいですか」

Dolores「なんですか」

気持ちを傷つけずに, そして防衛の壁を高くさせないように注意しながら, 私は尋ねました。

私「どうしてあまり働けなかったのでしょう」（「大人になってから, 12日間しか働いていないけど, それはなぜですか」というようには聞いていないことに注意してください）

Dolores「だって，いつも病院なんかにいるんですもの」と彼女はすぐに答えました。
　私「病院にいるせいで働けないんですか」
　Dolores「こんなに病院に入っているので怒ってます。自分の生活をしたいのに病院にいるからできないんですよ」
　私「では，単に不満を感じているんじゃなくて，それで怒っているんですね」とうなずきながら尋ねました。
　Dolores「すごく怒ってますよ」と彼女はちょっと落ち着いて答えました。
　話を先へと促しながら，私は尋ねました。
　私「仕事がなかなか見つからなくて，どう感じてましたか」
　Dolores「時には叫びたくなります」
　私「すごく怒りたくなるんですね」
　Dolores「いいえ。不満なんです」彼女は私の理解の違いを正してくれました。
　私「そうですか。不満なんですね。間違えてしまってすいませんでした」
　Dolores「いいえ，大丈夫です」
　この短いやり取りの間に，私はDoloresさんの傷ついた気持ち，働きたいという強い願望，働けないでいることへの不満に共感をしました。私の言い方はほとんどすべて質問形式だった点に気がついたでしょうか。これが「理解して返す傾聴」のやり方です。彼女の気持ちをどう理解したかを言葉に出して伝え返し，それが正しいかを尋ねることで，彼女が叫びたくなると言ったときになにを意味していたのかを確実に理解できました。私は彼女の気持ちへの共感を伝えるとともに，話し合いを

彼女のペースで進めるようにしていました。

そして，彼女が言おうとしていることを批判するかわりに（例えば「あなたの計画は現実的ではありませんね」），質問をすることで，彼女にとってなにが重要なのか，なにが彼女の気持ちにもっとも関わりがあるか，そして彼女がどのように感じているのかを知ることができました。これで，私は先に進むための手がかりを手に入れたのです。先々，彼女が成し遂げたいこと（再入院しないでウォール街で働く）に関して，治療がどのような役割を果たすかを話し合う際にこれを使うつもりです。

相手に変わってもらおうと働きかけるのでしたら，まずその人の友人（つまり信頼できる人）にならなければいけません。その人の体験に対して共感を伝える毎にその人は，理解してもらった，尊重してもらったと感じて，あなたをますます信頼するようになります。その人の考え方やその人が今の状況をどう思っているかをあなたが分かっていれば，言い合いをする必要などないでしょう。その結果，その人は身構えなくなって，あなたの考えを聞くことにより前向きになります。そして，きっと次のように尋ねるでしょう。

「それでは，あなたは私の話を信じるのですか」

「どうして私を信じているようなふりをするのですか。本当は信じていないのでしょう」

これらの質問は，コインの表裏のようなものです。これらは今後の展開の核になるので，注意深く対処しなければなりません。

「私に賛成してくれるのですか」という質問への対処法

　妄想や，病気かどうか，薬の必要性などについての質問に答えるタイミングはできるだけ遅らせましょう。その理由は２つあります。１つはこれまで理解して返す傾聴と共感を使いながら築いてきた良好な関係を保ち，さらに強化するためです。ここまで来ると，その人は自分の意見が尊重されて敬意を払われていると感じています。あなたが自分の意見を尊重してくれると確信するあまり，自分に賛成してくれるだろうと誤解しているかもしれません。それだけに，あなたが実際に意見を言うと，おそらくその人を傷つけ，身構えさせることになるでしょう。

　あなたが時間をかける程，その人は反対されたり，「どうかしている」などと言われないで，傾聴してもらえる経験をより多く積めるはずです。そして，意見を言うときにも，言い方によほど注意しないと，精神的な病気に罹っている人の多くはそれを「どうかしている」と言われているかのように受け取ってしまうことがあります。

　意見を言うのを遅らせるもう１つの理由は，前章で説明した２つの方法に関連します。その人のほうからあなたに意見を求めてくるようにすれば，あなたの意見を聞くのにその人に責任がある形をとれるのです。

　考えてみてください。精神的な病気で薬が必要だと思っているのかどうかを，あなたが私に何度も尋ねていたとします。そして，私はその答えをなかなか言おうとしません。このような場合で，あなたが私に答えを無理に聞き出したとすると，あなたは自分以外の誰も責めるわけにいかなくなります。次のこと

を覚えておきましょう。

・意見は求められたときにだけ言います。
・要望されていない状況での意見より，求められた意見のほうが重みを持ちます。
・意見を言わないでいる，または言うのを遅らせることは重要です。

　それでは，その人にとってとても重要なこれらの事柄について，あなたの意見を言うのをどうしたら遅らせることができるでしょうか。例えば，「僕が精神的な病気で，薬が必要だと思いますか」という質問への答えを遅らせるため，あなたがどんなふうに話すのが良いのかを考えて，次の余白に書いてみてください。

̶̶

　自分で書いたことを読んでみて，それが自分に向けて言われた場合を想像してみましょう。それで，どんな感じがしますか。

　意見を言うのを遅らせる技法を示しましょう。まず，後で答えると約束することによって，相手からの質問が尊重されたとの印象を与えることです。この際に，まず答えを後にすること

について，その人の許可を求める形をとりましょう。そして自分の意見よりもその人の意見のほうがずっと大切だと強調します。このようにすると，相手の気持ちにも良いのです。思ったほどややこしいことではありません。例をいくつか示します。

・「あなたの質問に答えるとお約束します。でも，もしよければその前に，このことについてもう少しあなたのお話を伺いたいのですが，よろしいですか」
・「もちろんお答えしますが，このままあなたがどう考えているかを聞かせていただきたいのです。なぜなら，あなたについてこれまで知らなかったことを色々と学べてきたからです。私がどう考えるかは後ほどお伝えしますが，よろしいですか」
・「わたしのではなく，あなたの意見が今はずっと大切だと思います。よかったら，私がどう考えるかを話す前に，あなたの意見をもっと知りたいのですけど」

　ある患者さんに「でも，先生はあなたなんじゃないですか。先生の意見が僕のよりも重要に決まってるじゃないですか」と言われたことがあります。これには私は賛成せず，「話し合いが終わって，扉から1歩外に出ると，あなたが運転席に座るんです。なにをするとか，どこへ行くとか，どんな選択をするとかを決めるのはあなたで，私ではないでしょう。だから，あなたの意見の方が私のよりずっと大切なんです」と言いました。
　このように言うことで，彼を元気づけ，私の姿勢を謙虚なものにしたのです。大切なことは，この言葉は私の本当の気持ち

だということです。私は本当にそうだと思っていました。あなたが想像するように，このようにすれば，その人が私や私の意見から受ける圧迫感はずっと少なくなります。

あなたが今が適切なタイミングだと感じたある時点に至ったら，あなたは意見を言わなければなりません。

あなたが今が適切なタイミングだと感じたある時点に至ったら，あなたは意見を言わなければなりません。本書の最初の部分で，ある種の関係性が，服薬への前向きな気持ちに影響することを示した研究について触れました。それは精神疾患に罹っている人が，自分の意見が尊重されたと感じていて，話し相手を信頼し，その相手が服薬をとても大切だと考えているような関係性です。さて，あなたの意見を言うチャンスが今だとしましょう。でも，これまで話すのを遅らせてきたのと同じ理由で，謙虚に，そして相手を力づけられるようなやり方で伝えましょう。必ず，和らげツールである「3つのA」をまず使ってから，あなたの意見を言うようにしてください。以前にも説明しましたが，これがとても大切です。でも，多くの読者から和らげツールを見落としてしまったと言われましたので，もう一度あげておきます。

　まず謝っておく（Apologize）──「私の意見を言う前に，もしかすると，それがあなたを傷つけたり，がっかりさせたりしてしまうかもしれないので，謝っておきたいのです」

　完璧ではないことを認める（Acknowledge fallibility）──

「私も間違うことがあります。間違ってはいないとは思っているのですが，その可能性はあります」

　意見を認め合う（Agree to disagree）——「これに関してはお互いの意見を認め合うことができるだけでいいと思います。私はあなたの考え方を尊重しますし，あなたを説得して考えを変えさせようとはしません。だから，あなたも，私の考え方を尊重してもらいたいのです」

　これらの和らげツールも，何回か練習するとすんなりと使えるようになります。本番で実際に使う前に，誰かをつかまえてロールプレイをしてみると良いでしょう。違う状況でも実践してみてください。相手とは違う意見を伝えようとするときには，「私の返事で不愉快な思いをさせてしまうかもしれないので，それを謝ります。また，私が間違っているかもしれないことも分かっています。お互いの意見を認め合えればうれしいのです。私は，＿＿＿＿＿と思っています」というふうに話すと，相手の身構えた姿勢を和らげる効果があるはずです。ここで「でも」という言葉を使わないようにしてください。「でも，私はこう思います……」と言ってはいけません。相手と意見が食い違っている場合には「でも」が聞こえた途端，その人はあなたの話を聞くのをやめてしまいます。

　もしもあなたが意見を伝えた後に，その人が防衛的になってしまったら，言い合いはしないでください。意見が違うことについてだけ謝りましょう。場合によっては，「これについて言い合わなくてもすむように，違った考え方ができたら良かった

んだけど」くらい言っても良いかもしれません。でも，私の経験からすると，LEAPを使って関係を築いてきた後に意見を伝える時期にもなると，そうした防衛的な姿勢はほとんど見られなくなっています。

第8章　一致（Agree）

　LEAPのワークショップを開催しているといつも聞かれる質問の1つには「たしかに良い方法のようですけど，かなり時間がかかるんじゃないですか。みんなそんな暇はありませんよ」というものがあります。

　現時点では，あなたも同じく感じているかもしれません。実際は，LEAPを使っても，それまで以上に時間がかかることはないでしょう。その人になんとか治療を受け入れてもらおうと，言い合ったり，無理強いをして，どれほどの時間を無駄に使ってきたかを考えてみてください。私の経験ではLEAPで時間が余計にかかることはありませんし，先にご紹介した動機づけ強化療法（MET）の研究でも，この印象が裏づけられています。

　この点についてはあなたが安心したとして，次のステップに進みましょう。さて，その人が治療に対してどんな構えや気持ちなのかを傾聴し，共感を伝えてきたのですから，お互いが一致できることをあなたはきっと見つけられたでしょう。

　私は「神が彼を大統領への特別なメッセンジャーに選び，CIAが彼の暗殺を企てていて，自分は病気ではない」とのMatt君の考えには決して同意していません。でも，再入院しないようにすることがとても大切だという一点についてはお互いが一致できました。Doloresさんの場合も入院しないこと，仕事につくことについてはお互いが一致できたのです。彼女の仕事がすぐに見つかるとは思っていませんでしたが，その方向

に一歩を踏み出すことはできると私は信じていました。Vicky さんと Kohut 医師は，退院してからも本当に薬を続けなければならないのかを一緒に調べることについては一致しました。兄と私は，薬を規則正しく服用すると「入院しないでいられる」「声に邪魔されにくくなる」「怖くなくなる」「兄が行きつけだったコーヒー店から出て行くよう求められにくくなる」などの点で一致したのです。

お互いが目標を共有できれば，言い争いではなく，一緒に取り組めるようになれます。

　あなたの考えや意見を伝えられるための手がかりがみつかったら，必ず，その人がすでに知っているか，よく分かっている話題から，話し合いを始めるようにしましょう。共有できるような基盤が多ければ多いほど，うまくいくのです。お互いが目標を共有できれば，言い争いではなく，一緒に取り組めるようになれます。

　それでは，共有できるものをどのようにして見つけ，それを手がかりとするかについて，紹介しましょう。

手がかりに気づき，それを生かす

　仕事を見つけられなかったのは，何回も入院を繰り返してきたからだと Dolores さんは思っていました。たしかに，それが理由の一部かもしれませんが（働きながら入院していることは不可能ですから），別の理由がもっと関係していると私には思われました。ところが，仕事を見つけ続けるのを難しくしている重要な理由を，彼女は分かっていなかったのです。

家族によると，Doloresさんはようやく見つけた仕事を，病気の症状のために失ってきました。例えば，仕事中に独り言を言い出したり，彼女にだけ聞こえている声とヒソヒソ話をしていたのです。また，時には妄想的になり，上司や同僚が自分に対して良からぬことを企んでいると責めることもありました。

　しかし，Doloresさんは自分の病状を自覚していませんでしたし，ましてやそれらがどのように影響を及ぼして仕事を妨げているかなど，分かるはずもなかったのです。そのかわり，何度も入院を繰り返しているので仕事ができないのだと思っていたのです。ですから，仕事につきたいという彼女の願いについて話し合った際には，病気の症状や，それが首になったこととどう関連していたか，といった話題は（この問題について彼女から特に私の意見を求めないかぎり）避けたのです。そのかわり，彼女と私の意見が一致している部分，つまり，入院を繰り返していることに注目しました。入院していると働けないという点で2人は一致していました。これが手がかりとなって，さらに別な点でも一致できるようになり，ついには彼女が承諾できる治療同意をまとめるところまでこぎつけられたのです。

　Doloresさんの話を続ける前に，手がかりに気づいたときに私が必ず試みる6つのことをお伝えしましょう。相手の防衛的な姿勢が和らいで，その人があなたの意見を聞けそうだと思われる時に，これらを行うのです。

1. 体験を分かち合う
「あなたの立場でしたら，私も同じように感じたでしょう」。

2. その人が自覚している問題や症状だけについて話し合う

例えば「神経を張り詰めて警戒しているから,夜も眠れません。誰かが来て私を傷つけようとするんじゃないかと怖くてたまらないんです」といった発言は,精神的な病気による不眠や被害妄想があることを示しています。しかし,不眠や被害妄想という言葉を話し合いの中で使う必要はまったくないのです。

3. その人が感じている治療の良い点と悪い点をまとめる

そのとらえ方が理屈に合ったものかどうかは問いません。

4. 誤解があったら修正する

抗精神病薬に依存性はありません。重度の精神疾患は,家庭での育て方や違法薬物の使用のせいではないのです。

5. その人が感じている良い点をよく聞いて伝え返し,強調する

「私の理解が正しければ,あなたは薬を続けている時はよく眠れるようになるし,家族ともめなくなるのですね」

6. 意見を認め合う

意見が食い違う点が表面化した時にはいつでもそうします。

さて,Doloresさんは何度も入院を繰り返さなければならず,これが仕事につくという目標の妨げとなったことに怒りと不満を感じていました。私は彼女の不満と憤りに共感しながら話しかけました。

第8章　一致（Agree）

私「また入院することになって，本当に不満なんですね」

Dolores「まったくね。病院を出て，仕事に戻りたいんです。これ以上ここにいたらおかしくなってしまいます」

私「気が変になりそうなんですね」

Dolores「そうなんです」

私「本当にそうですよね。病院に閉じ込められて，仕事がなかったら，私でもきっと気が変になるでしょう。実際，誰だってそうじゃないでしょうか」

こうしてちょっとした自己開示をすることで，Doloresさんの体験が特別なものではないことを示したのです。それから，彼女が仕事をなかなか続けられないのは，他になにか理由があるのかを尋ねました。彼女の答えには理に適っているものもあれば，妄想的とまでは言えないが非論理的なものもありました。そして，その中には自身の混乱した行動が度重なる解雇の一因かもしれないと彼女が気づけるような，ちょっとしたポイントがいくつも含まれていたのです。

そのような点にDoloresさんが気づき始めたと感じた時に，私は，彼女の問題についての私の考えを知りたいかと尋ねました（ここでは，彼女が自分で問題だと認識していることについて話している点に注意してください）。彼女はそれを知りたかったのです。

まず，彼女が前に話した内容を私が理解した通りに伝え返すことから始め，そして質問形式で私の意見を言いました。

私「そうですね，たしかに病院にいると仕事はできないですね。そうすると，入院しないためにはあなたになにができるかということが問題になりますよね」

Dolores「どうしたらいいのかしら。自分の家族から離れるのかな」彼女は苦笑いしながら答えました。

私「なにかパターンがあることに気づかれましたか」

Dolores「そうですね，はじめにケンカを吹っかけてくるのはたいてい父です。お前は病気だから病院に行かなければならないって言うんです。薬をのんでいるか見張ってるんです」

私「どうしてそうするのでしょう」

Dolores「私が精神病だと思っているのよ」

私「それで嫌になっちゃうんですか」

Dolores「ええ，本当に嫌になりますよ」

私「なんでそんな気持ちになるかは分かります。精神病という言葉は傷つきますよね。でも，お父さんは実際にそういう言い方をするんですか。それとも，そう言ってるように思えるのですか」

Dolores「いいえ，父はそうは言っていないわね。私の脳の中で化学的なバランスが崩れているって言うのよ」

ここで，私はDoloresさんの経験を分かち合うために，「精神病」なんて言われれば誰でも嫌になること，そして傷つくことを述べ，どのような表現が実際に使われたのかも明確化しています。

私「それで，もしあなたが薬をのんでいたら，お父さんは見張ったりしないのですか」

Dolores「しないでしょうね」

私「そうですか。そして，お父さんとあなたが薬のことでケンカをすると，結局，あなたが病院に行くことになってしまうんですね」

Dolores「そうなんです，そうしないとおさまらないんです」

私「そうすると，あなたが薬をのむと2つの良い点が出てきますね。それはお父さんが見張らなくなることと，あなたが病院へ入らなくてもすむようになることじゃないですか」

Dolores「そうですね」

私「そうだとすると，どういうことになりますか」私は彼女がいまなにに同意したのかを正確に理解するために，それを明確にすることを求めました。

Dolores「私が薬をのんでいると，父は邪魔しなくて，私はここへ来なくてもよくなります」

私はここで素早く言いました。

私「じゃあ，薬をのむことの悪い点はなんでしょうか」

Dolores「まず，私は精神病じゃないことですよ。それに，薬をのんでると体重が増えるのがとても困ります」

私「他にはなにか薬の副作用やあなたが悪いと思うことはありますか」

Dolores「薬をのむと声が聞こえるようになるの。それに，やめられなくなっても困るわ」

私「やめられなくなること，つまり依存性が心配なんですか」

Dolores「そうですよ。だって，強い薬で人の考えが変わってしまうんでしょう」

私「たしかに作用が強いし，あなたの考え方や感じ方に影響を及ぼします。もし良かったら，あなたがのんでいる薬について私の経験をお話ししましょうか」

Dolores「先生も薬をのんだことがあるんですか」と彼女は

信じられないといった様子で尋ねました。

　私「まあ，あなたが今のんでいる薬ではないですが。でも私は，それらの薬をのんでいる多くの人達と，長い間接してきました。だから，私の専門家としての経験から，あなたの薬には依存性はないし，あなたが言うように，そのために声が聞こえたりすることもありません」

　Dolores「どうしてそれが分かるんですか」

　私「薬をのんできた人達に話を聞いたり，研究結果を読んだりしたんです」

　Dolores「私はくせになって，やめられなくなるとずっと思ってきたわ」

　私「そんなことはありません。少なくとも，私は1度もそんな人を見たことはありません。それでも薬で声が聞こえるようになったり，薬には依存性があると思いますか」

　Dolores「いえ，そうではないみたいですね」

　私「自分で考えてね」と言って，彼女が考えを変えるかどうかを確かめるために少し間を置きました。それからまた続けました。

　私「他に薬をのむことで悪い点はありますか」

　Dolores「のむことが恥ずかしいんです。のんでいることを皆に知られたくないんです」

　私「あなたが挙げてくれた良い点と悪い点を，書き出して，記録してもいいですか」と尋ねました。2人で見つけた良い点と悪い点を，その場で一緒に書き出したいと思ったからです。

　Dolores「いいですよ」

　紙とペンを取り出しながら，尋ねました。

私「悪い点はなんでしたか」

Dolores「薬をのんでいると自分が精神病であるような気持ちになってしまいます。恥ずかしいし，体重が増えます」

私「それでは良い点はどうでしょう」

Dolores「父が見張らなくなるし，入院しないでいられますね」

私はリストを読み返して，正しく書き出したことを確認しました。そして，彼女に薬をのむことの良い点，悪い点を考えてみるように勧めました。

そうすると彼女は防衛的に言ったのです。

Dolores「どうして考えなくちゃならないの。先生も皆と同じでしょう。父と同じように私に薬をのんで欲しいんでしょう」

私「いえ，違います。私が考えてみるように言ったのは，そういう理由からではないんです。あなたは退院した後の服薬をどうするのかについて，本当の意味ではまだ私の意見を聞いてはいませんよね。入院中は薬をのまなくちゃいけないと私が考えていることは，はっきり言いました。でも，退院した後について私がどう考えているか，あなたは私にまだ尋ねていません。だいたい，私たちは薬について話していたわけではありません。話していたのは，あなたが仕事につくことと，病院にいるとその目標がどれほど妨げられるかでしたよね」

私が話すうちに，Doloresさんは明らかにリラックスしてきました。そして言いました。

Dolores「じゃあ，先生は退院後に薬が必要だとは思わないのね」

私「いや，そうは言っていません。あなたがまだその点について，まだ私に意見を求めていないと言ったんです」
　Dolores「それじゃあ，先生の意見はどうなんですか」
　私は彼女の質問を歓迎しました。それは，私の考えを伝えるのに良いタイミングだと感じたからです。彼女は防衛的に身構えていなかったので，この時は意見を言うのを遅らせはしませんでした。
　私「そうですね，仕事につくという目標について言えば，あなたがあげた2つの良い点はよく理解できます。お父さんに煩わされなくなるだろうし，入院しないでいられます。これらは薬をのむ2つの良い理由になりますね。それから，のまない3つの理由も理解できます。体重が増え，自分が精神病になったような気持ちになる，そして服薬そのものが恥ずかしいということですね」
　Dolores「それで，先生のご意見は」
　私「もし聞きたいと言うなら話すけど，がっかりするかもしれませんよ」
　Dolores「先生は私が精神病だと思ってるでしょう」と彼女が言い，私たちは笑い合いました。
　この時も，答える前に，私は和らげツールである「3つのA」を使いました。その際には次のように言ったのです。
　私「いいですか。私がこう考えているのを謝ります。それに私がすべてを知っているわけではないし，私は間違っているかもしれません。この点についてはお互いの意見を認め合えればいいと思います。私は試しに薬を続けてみたらいいじゃないかと思います。考え方は後からいつだって変えられるしね」

第8章　一致（Agree）　181

Dolores「どうしてそうしなきゃいけないの」

私「私には，書き出した良い点の方が悪い点よりも上回るように思えるんですけど，どうでしょうか」

Dolores「よくわからないわ」と彼女はゆっくりと答えました。

私「このことは，どうなのかやってみる価値があるんじゃないですか。つまり，薬をのむことの良い点と悪い点を比べてみるんですよ。薬をのまないと，家でいろいろとゴタゴタが起きて，結局，あなたが入院になるんでしょう」

Dolores「そうですね」

私「これが，あなたからの薬についての質問の答えになっているでしょうか」

Dolores「そうね，先生は，私が父に薬のことを見張るのをやめてもらって，入院したくないなら，薬をのむべきだと考えているのですね」

私「基本的にはそうです。でも，薬とお父さんのことや入院しないですむことを言ったのは私じゃなくてあなたですよ。私は薬を続けることのプラスとマイナスを見ていくことが大切だと言ったんです。それに，薬をのむことで良くない思いをすることについても言いましたね」私はこれで薬へのマイナスの視点も忘れていないことを強調するために言い添えました。この話し合いの中で，私は「精神的な病気だから薬をのまなければいけない」とは1度も言っていないことについて，気づかれたでしょうか。

次に行われた話し合いでは，この前に書き出したリストにさらに良い点をつけ加えることができました。それ以後，

Doloresさんは私と会う際には必ず，このリストを持ってきたことも述べておくべきでしょう。これは1枚の紙切れで，左側にマイナス，右側にプラスと書いて，中央に縦線を1本引いて紙面を2つに分けたものです。プラスの下には薬を続けることによる良い点，マイナスの下には悪い点が書かれています。これから紹介するDoloresさんとの話し合いの前に，私にはちょっとした宿題がありました。幸運なことに，彼女は研究病棟に入院していたので，以前の診療録のコピーを手に入れられて，経過を明らかにできました。重度の精神疾患のある人が入院した際の診療録が揃っていることはとても少ないのです。家族や治療者がたまたまコピーを保管していれば，それを複写して病院のスタッフに渡す場合があるくらいです。とにかく，彼女の診療録が揃っていたので，入院していた時期を調べました。そして，その期間と彼女が雇用されていた時期とを比較しました。その結果は別に驚くほどのことでもなく，彼女が働けたのは薬をきちんとのんでいた時期と重なっていました。そこで，Doloresさんと次に会った際に，薬の利点かもしれないと私が考えた別の点について，彼女が聞きたいかどうかを尋ねました。

　私「この前作ったリストに，薬の良い点でまだ載せていないものがあるみたいなんですけど，それがなにか聞いてみたいですか」

　Dolores「ええ」

　私「あなたのカルテを詳しく調べてみて，面白いパターンに気がつきました。失業した時はいつも薬をのんでいなかったんです。このパターンに気づいていましたか」

第 8 章　一致（Agree）　183

　Dolores「いいえ」彼女はすぐ答えました。
　私「ずいぶん早く答えましたね。ちょっと，提案することがあるんですけど」
　Dolores「何でしょう」
　私「このことについて考えてみてください。今じゃなくて，後でもいいです。仕事をしていた時に薬をのんでいたかどうか，そしてその時期にお父さんとよく口げんかをしていたのかですけど，これを思い出せますか」
　Dolores「やれると思うけど。思い出してみるわ」
　私「とりあえず，私たちが作ったリストにこれをマーク付きで加えておいてもいいですか。良い点の 1 つになるかもしれないですよね」
　Dolores「いいですよ。でも，私は違うと思うけど」
　私「それじゃ，お互いの意見の違いを認め合うことにしましょう」
　Dolores「先生が違っていると思うわ」彼女はちょっと笑って答えました。
　私「でも，私の方が正しいかもしれないことを忘れないでね。あなたが正しいかもしれないということを私も忘れないから。これでいいですか」
　Dolores「分かったわ」彼女は真顔に戻って答えました。
　普通はその人が良い点だと信じていない項目はリストのプラスのところに書くことはお勧めしません。その人が良い点だと確実に信じていないかぎり，リストに挙げるべきではないのです。しかし，Dolores さんは私に好印象を持って信頼してくれていた上にユーモアのセンスもありましたので，ここに載せて

も大丈夫なように思ったのです。

　これから続く話し合いの中で，私は前に紹介した6つのガイドラインに従うように頑張りました。可能な限り体験を分かち合おうとしました。彼女と同じ立場だったら（入院させられたり，周囲の人から「精神病」で薬をのんでいると思われていたり）私もきっと同じように感じると伝えました。また，Doloresさんが自分の問題や症状だとしていることだけを話題にするように細心の注意を払いました。そして，治療の良い点と悪い点をまとめられる機会を必ずつかみました。このときにも，Doloresさん自身が挙げたプラスとマイナスの項目だけを取り上げるように心掛けました。

あなたからなにかをしっかり伝えたい時には必ず質問の形にすることを忘れないでください。

　1度だけ，彼女自身が見つけたのではない「良い点」を私から提案しました。その際は，まず私の意見を聞きたいかどうかを次のように尋ねました。

　「この前作ったリストに薬の良い点でまだ載せていないものがあるみたいなんですけど，それがなにか聞いてみたいですか」

　あなたからなにかをしっかり伝えたい時には必ず質問の形にすることを忘れないでください。質問形式をとることで，意見を押しつけるのではなくて，一緒に考えたいと思っているという点を強調できます。これによって，あなたが説得しようとしているのですが，会話の流れはその人自身がコントロールしている感じになるのです。つまり，質問をすることによって，相

手の防衛的な姿勢を和らげられるのです。

　話している時にはDoloresさんが薬についてなにか誤解していないかを絶えず注意しました。薬は幻覚を引き起こし，依存性があると誤って信じていた点を私は訂正しました。そして，それでもこれらをリストに載せたいと思うかを尋ねました。もし，ここで彼女がまだ載せたいと答えていたら，それを受け入れた上で，この点については後でもう1度考えてみてもいいかと尋ねていたはずです。

　チャンスがある毎に，彼女自身が示した薬の良い点をそのまま伝え返して（つまり彼女の言葉を繰り返して）強調しました。そして，Doloresさんが失業する前に薬をやめていたかどうかについてはお互いの意見を認め合うことにしました。

　ここに載せた私とDoloresさんの話し合いを振り返って読み返しながら，私がガイドラインのそれぞれをどこで，どう使っているのかを見つけてみてください。

　共感を伝えることによって，その人の感じ方が普通のことだと思ってもらいます。そして，そこで共感されたという思いを強めることは治療への合意に結びつくのです。

　治療（薬物療法，心理療法，デイケア，作業療法など）を続ける良い点と悪い点のリストを作り，いつでも持っているようにしましょう。マイナスの項目も，その人が示したものはすべてリストに含めるのです。そうすることであなたへの信頼が増しますし，治療合意を妨げる恐れのあるものを見つけやすくなります。また，今では，私の兄が発病した頃よりも，薬の選択肢がずいぶん広がりましたし，新しい薬では副作用が少なくなっています。

治療をめぐっての誤解は機会あるごとに訂正して，その人がすでに体験している良い点はすべて強調して伝え返しましょう。そして，意見が食い違うことを見つけるたびに，お互いの意見の違いを認め合うように努めましょう。こうしていると，あなたがその人の意見を尊重していることが伝わりますし，その人が「自分が間違っている」ことを知る場面になっても心を閉ざさなくなります。心を開いてくれるか否かが，その人が考えを変えて，治療を続けられるかどうかの鍵なのです。あなたが間違っている可能性があることもためらわずに伝えてください。あなた自身が間違っている可能性に対して心を開いていないと，その人にそれを求められるはずがありません。

第 9 章　協力（Partner）

「心理学者は森で道に迷った妻をどうやって見つけようとしたのだろうか。きっと，サイコ・パスをたどっていったんだ」
　　　Henry Amador　1997 年 10 月

　兄の Henry と私は再入院をぜひ避けたいという点で一致しました。また，仕事を見つけ，欲しいときには清涼飲料やタバコやハンバーガーが買えるぐらいの「小遣い」を稼ぐという目標でも一致しました。私は兄が仕事を続けられるのはまだまだ先だろうとは思っていましたが，このような見解の相違はあまり話題にはしませんでした。時には兄が「俺が今すぐ働くのは無理だと思っているんだろう」と問い詰めようとしました。でも，だいたいは「どうしてもと言うなら僕がどう考えているかを話してもいいけど，僕の意見なんか重要じゃないさ。僕にとっては兄さんがどう考えているかのほうがずっと大切で，兄さんは働けると自分で思っているのでしょう」というようなことを言うと，意見を言うのをうまく延期できました。それで，だいたいはさっきの質問から，「兄が目標を達成するにはなにが必要か」などの，もっと実りの多い話題に移すことができたのです。
　かなり時間がかかりましたが，ついに，私たちは薬をのんでいれば入院しないでいられるという点でも一致できました。最

初の頃は，兄は薬の服用と入院にならないことの関係を，薬自体から得られる利点というより，薬を続けていることでプレッシャーが減るためだと考えていました。つまり，薬をのんでさえすれば，主治医や家族が入院を強行しないと分かったのです。しかし，時間とともに兄は，薬が他の点でも役に立つと理解するようになりました。

そのころの兄になぜ薬をのむのかと尋ねたら，「幻覚に効果があるし，被害妄想も減る」と答えたでしょう。最後の数年になると，自分には「統合失調感情障害」があるのだと兄が他の人に話していることに気がつきました。本気でそう信じているのかは少々あやしいのですが，いずれにしても発病したばかりのころと比べると何光年もの道のりを進んできたといえます。

薬が自分の問題に役に立つと兄が気づいたのは，さまざまなセラピストや私との協力関係があったからでした。私たちは，仕事をしたいという兄の強い願いについてよく話し合いました。そのたびに私は，兄の不満に共感を示し，なぜせっかく見つけた仕事を続けられなくなるのかをよく考えてみるようにと，兄を励ましました。

おそらく兄は，発病後の10年間に，何十軒もの24時間営業のコンビニエンスストアやいろいろな半端仕事で働いたのだと思います。でも，仕事は続いてもせいぜい1週間が限度で，解雇されるか，兄の方が仕事に姿を見せなくなって終わりでした。同じところでもう1度働くわけにはいかなかったのです。

そのことについて，兄はいろんな説明をしましたが，話の筋が通っていなくても，私は一生懸命に耳を傾けました。私の考えを言ってもいいかと聞いて，それを兄が承諾すれば，いつも

「なんにせよ,不安で,声が聞こえていたりする中で働くのは大変だよね」などと話しました。兄の Henry は薬が「声を抑え」「被害妄想を減らしてくれる」ことには気づいていました。でも,この声や被害妄想が仕事の継続とどのような関係があるかは認識していませんでした。兄は薬が自分を助けてくれることを認めると,自分が精神的な病気だと認めることになるのではないかと,ずいぶん気にしていました。私は話し方を工夫して,「そうはならないんだよ」と兄を安心させたのです。

もちろん達成可能な目標が良いのですが,もしそれが難しいとしても,こだわることはないのです。

　兄の病識獲得の程度が,治療へのアドヒアランスに,結局どれほど関連していたかについてははっきりしたことは分かりません。ほんの少しは役に立ったでしょう。このことは,兄が前のようには私と口論しなくなったことから分かりました。それは,私がもう病気などのことについて言い争いたくなくなったことや,私の意見を「仮説」という形で言ったりしたことのためでもあったでしょう。私は兄に問題があることを指摘するのをやめ,そのかわり,「そうかもしれないね」という言い方にしました。それで,兄は防衛的にならないで,私の仮説に耳を傾け,それを受け入れてくれました。少なくとも,私が正しいかもしれないと考えるようになりました。

　兄は薬を前よりはきちんとのむようになったのですが,前述したように,仕事を続けるという目標は決して達成できませんでした。ここに重要なポイントがあります。もちろん達成可能な目標が良いのですが,もしそれが難しいとしても,こだわる

ことはないんです。兄の Henry は薬をのんでいても病状が残っていたので、再び働くことは難しいだろうと私は考えていましたが、仕事という目標について一緒に話すことで、希望とちょっとした誇りを兄は持てたのです。私は前には「兄さんは順番を間違っているよ。仕事のことを考える前に、まず薬をのんでよくならないと」などと言ったりしていましたが、これでは彼の気持ちを分かっていなかったし、兄は私に不満をもったでしょう。

幸いなことに、ちょっとした小遣いを稼ぐという目標を、割と簡単に達成できるチャンスを作り出すことができました。兄が参加するデイケアの担当者に、兄宛てに5ドルの小切手を月から金まで、私は毎日送り続けるのです。これを始めるにあたり、兄の Henry と彼のケースワーカーと一緒に、このお金を受け取るためには兄はなにをしなければいけないかという決め事を結びました。彼がやるべき主な課題は、デイケアのプログラムに出席することと、薬をのむことです。そしてもう1つの条件は、欠席した日の分のお金が手に入らなくてもケンカ腰になったり怒ったりしないということでした(はじめの数ヵ月は週に1日か2日くらいはデイケアを欠席していました)。

初めてこれを提案したとき、兄は腹を立てて、私から「子ども扱い」されていると感じたようです。兄は私の提案で侮辱されたと思い、これは私たちの協力関係が再び険悪な状態へ戻ってしまいかねない危機だと私は気づきました。そのため、そこで相談をひとまず中止し、兄の気持ちについて話し合い、彼の怒りと不満に共感しました。

さらに、私は兄と異なった考え方を持ったことも謝りまし

た。兄は，もし私が兄を愛しているのなら，デイケアに行くかどうかは関係なしにお金をくれるべきだと思っていました。そして自分にはお金がほとんどないし，私はお金を出せるのだから，と兄は言ったのです。確かにその通りで，兄は実際にお金がほとんどなかったし，私はそれを出せたのです。

さらに，兄は5ドルずつ小出しにスタッフ宛てに送るのではなく，1週間分をまとめて自分に直接送って欲しいと頼みました。私は「ごめんね」と言ってから，私が思うところでは（それは間違っているかもしれないけど），デイケアに参加することは兄が就職して「調子良くなる」ためには絶対に必要で，そのために役立ちたかったのだと伝えました。そして，もし私がもっと多くのお金を直接兄に送ったら，それで兄がなにをするのかも，心配していることを伝えました。重い精神疾患を持った人ではよくあることですが，ときどきHenryも酒で病気をなんとかしようとしたことがあったのです。

お互いの話に耳を傾けた後に，兄は私に買収されたように感じ，私は罪悪感に苛まれました。しかし，私はまず自分の立場を謝ってから，そこに踏みとどまりました。まず謝ったのは，私の意見が兄を傷つけ不満を抱かせるものだと分かっていたからです。そして，私は「僕は兄さんを本当に助けたいし，このお金を兄さんに受け取ってもらいたいんだ。でも，兄さんがデイケアに行かなかったり，それを毎日確認しなかったら，だんだん良くない方に向かってしまって，また入院することになるんじゃないかと心配なんだ」と説明したのです。そしてもし，お金を直接兄に送ったら，実際には兄にとって状況が悪くなるのではと心配していることも言い添えました。そのときは酒の

問題を持ち出したくはなかったので、別の懸念事項の中から、兄自身も気にしていることと近いものについて話しました。

兄はお金については、とても気まぐれなことがあったのです。くれと言われると、お金をすぐ渡してしまいました。これは、前には毎日のようにあったことで、兄と住んでいた人たちは兄と同様に障害年金で暮らしていて、小遣いがほとんどなかったからです。兄は頼まれて断るのは嫌いでしたが、お金がなくなるのも嫌でした。そこで、私は「僕の方法なら、友達がお金を欲しいと言ってきたときに、本当に5ドルしか持っていなくて、しかもそれは必要なんだと答えられるよ」と言ったのです。兄はこの点だけは私の案の良いところを分かってくれましたが、特に名案だと喜んだわけでもありませんし、私の他の心配は余計だとも思っていました。だが、兄はそれらが当たっているかどうかは別にしても、私がそれらをとても心配しているという点は理解してくれたのです。

最終的に、私たちは異なったお互いの意見を認め合い、そのプロセスの中でお互いが一致できるなにかを見出しました。兄のHenryが妥協案を出してきたのです。丸1日デイケアに参加するのではなく、午前中に小切手を受け取りに行って、ケースワーカーと数分話をしてから、彼女の前で朝の薬をのむというものでした（次章で紹介しますが、その後に兄に持効性注射製剤を受け入れてもらえたので、この服薬に関連した部分はずっと容易になりました）。兄がデイケアのプログラムに飽き飽きして、退屈していることは分かっていましたから、私は彼の提案をすぐに受け入れることができました。兄はそこに来ている人たちはみんな自分よりも病気が重いと感じていました。も

第 9 章　協力（Partner）　193

っとも，デイケアに参加している人たちは皆，お互いにそう思っていたかもしれません。

　兄のことを非難できないでしょう。私も兄の立場だったら，プログラムを苦痛なほど退屈に感じていたはずです。私は兄の考え方を理解していましたし，私に理解してもらっていることを兄は知っていました。結局，兄が毎日そこに行って，小切手を受け取り，前日の出来事についてケースワーカーと数分話をする，ということで一致しました。驚いたことに，一旦行ってしまえば，しばしば兄は数時間をそこで過ごすことが分かったのです。

　兄と私の治療合意は，2つの主な項目から成っていました。兄は，①薬をのむこと（これは入院しないでいるため），②デイケアに毎日行く（そうすれば小遣いを手にできる）という2点に合意しました。その後の彼の人生の19年で，兄は2回しか入院しませんでしたし，いずれも自発的な入院で，とても短い期間でした。これ以前の兄の入院回数を正確に答えられる人などいないのではないかと思いますが，兄は年に平均4回は入院し，それはいつも数週間かそれ以上長かったことは確かです。

　協力関係と治療合意を築いたことによって，予想もしていなかったような良いことがたくさん生じました。お互いを気遣うようになるとともに，一緒に過ごす時間も安心できるものになりました。兄と過ごす時間を心から楽しめるようになりましたし，兄は私を笑わせたりして，愛されていると実感したでしょう。私も彼を同じ気持ちにしてあげられたと思います。

　本書の裏表紙にある写真は，兄が1999年にわが家を訪れてくれた時のものです。兄は1週間滞在して，私たちは素晴らし

い時間を過ごしました。この写真は兄の人生の最後の数年が，いかに穏やかに，そして共に過ごせたかを，いかなる言葉よりもよく表しています（右側にいるのが兄です）。

Matt 君

第6章で紹介した入院の後に，Matt 君の両親は私に会おうと決断しました。そして私はこれまで書いてきたようなコミュニケーションスキルや技法を彼らが身につけられるように援助したのです。その結果，両親は，私が兄 Henry との間に築いたのと似た協力関係と治療合意を，Matt 君との間に育むことができました。Matt 君と両親は，入院を防ぐことと家庭でのひどい衝突を減らすことがとても重要であるという点で一致しました。

彼らは息子を病気に向き合わせようとするやり方を放棄し，もっと現実的で前向きなアプローチを選びました。

Matt 君の両親である Blackburn 夫妻は，私が教えた方法の利点をすぐに理解しました。彼らは息子との争いにほとほと疲れきり，何年もの間にお互いの間に生じてしまったあらゆる敵対関係を終わらせなければと切実に感じていました。彼らは息子を病気に向き合わせようとするやり方を放棄し，もっと現実的で前向きなアプローチを選びました。Matt 君の話に耳を傾けることで，自分たちと同じくらい彼も入院したくないと思っていること，家庭の平和を心底望んでいることを知りました。夫妻が息子に病気を納得させようとしなくなると，家庭の平和は自然と訪れました。2ヵ月ほどかかりましたが，Matt 君も

徐々に両親の話に耳を傾けるようになり，自分がのむのを拒んでいる薬について両親がどんなふうに思っているのかを理解し始めました。

彼は自分が薬をのまないと母親がひどく怯えるのだと分かって，悪かったと思うようになりました。それまでの自宅でのMatt君の様子や服薬についての彼の気持ちを思い出すと，ちょっと信じられないかもしれません。でも，Matt君のこうした罪悪感は，両親，特に母親との何回もの話し合いから生まれたものです。その話し合いでは両親からは彼にこうしてもらいたいなどと言ったことは1度もありませんでした。両親は質問形式で話をして，そして，彼が両親はどう考えているかを聞いてきた際には，両親は自分たちの意見は言いましたが，同時にそれが間違っているかもしれないと認めたのです。両親はなぜ彼が薬をのまなければいけないのかについては，彼らが誤っているとは思いにくかったですが，にもかかわらず，その可能性について考慮することはできたのです。

そして，「薬をのまなくなると，怖くなる」と母親が彼に話した際に，Matt君は悪かったと思うようになったのです。これに加えて，薬をのまないのならもうこれ以上一緒に生活できなくなるかもしれないと両親が言ったことから，薬を服用することによる良い点が悪い点をはるかに大きく上回ることがMatt君には分かったのです。一晩でこうなったのではなかったですが，Matt君と両親は，設定していた2つの目標をどちらも達成できました。昨年の年末の休暇に，Blackburn一家からカードが届きました。新年に向けた家族の抱負を伝えるBlackburn夫人の上品な筆跡の下に，ご主人の短い言葉が添え

られていました。そこには「先生のお力添えに再度お礼申し上げます。Matt はこの 1 年で 1 度も入院しませんでした」と書いてあったのです。

Dolores さん

Dolores さんと私も，仕事につくという目標で一致しました。これは Blackburn 一家が一致したのと同じです。私の兄の時にそうしたように，「仕事を続けるためには薬をのむ必要があるかもしれない」という私の仮説を共有できるような機会を探していました。兄とは異なり，Dolores さんは薬をのんでいれば，症状はほとんどありませんでした。こうした病気の場合，ほとんどの人ではこうなのです。ですから，薬さえしっかりのんでいれば，ちゃんとした仕事への復帰もまったく問題外とは言えませんでした。私は以前に，薬をのんでいると仕事につきやすくなるという可能性について考える余地は残しておいて欲しいと彼女に頼んだことを，あなたは覚えていらっしゃるでしょうか。あの時は，彼女は私が正しいとは思っていませんでしたから，私たちはお互いに意見を認め合っただけでした。でも，彼女は「科学者」になって公平な気持ちでいるという私の提案を受け入れたのです。

それからわずか 5 ヵ月後に彼女が再入院したとき，私の仮説についてもう 1 度話し合う機会がありました。最初に，前回の入院中に書き出した，薬の良い点と悪い点のリストをまだ持っているかと尋ねました。彼女はそれがどこにあるのかが分からなくなっていましたが，私がカルテにコピーを保管してありましたので，一緒に振り返ることができました。薬をのむことの

良い点と悪い点についての彼女の評価は，今回も同じでした。良い点の欄に，仕事について「？」がついた私が書いたメモにまで来たときに，私は彼女に次のように尋ねました。

　私「前回入院していた時に，あなたは退院したら仕事につくと計画していましたね。うまくいきましたか」

　Dolores「ええ。近所の図書館で仕事が見つかりました」

　私「それはよかったね。おめでとう。で，うまくいきましたか」

　Dolores「首にされてしまいました」

　私「誰があなたを首にしたの」

　Dolores「図書館長です。私が喋りすぎると言っていたの」

　私「ちょっと，聞きたいんだけど，その時，薬をのんでいましたか」

　Dolores「いえ。やめてました。だって，もう必要がなかったんです」

　そこで保管しておいたリストを彼女に見せながら，良い点の欄の「仕事」という言葉の横に，なぜ私が「？」を書いたかを覚えているかを尋ねました。

　Dolores「それについては，お互いに一致しなかったです。それについて考えておくことになっていました」

　私「それで，どう考えていますか」と私は尋ねずにはいられませんでした。

　Dolores「確かに薬はのんでいなかったけど，でも，それとこれがなにか関係あるのかどうかは，私には分かりません」

　私「そうですか，じゃあとにかく，メモだけはしておきましょうか」と私は尋ねました。

Dolores「別にかまわないです，どうぞ」

私「あなたが仕事をするのに薬が助けになるかもしれないという点について，公平にみることができますか」

Dolores「ええ」と彼女はきっぱり答えました。

Doloresさんは3ヵ月ほど後に再び入院し，それまでの間は仕事が見つかりませんでしたが，この問題についてもう一度，話をすることができました。彼女は今度は，薬の服用をやめていると独り言が多くなると認めました。家族の話では，聞こえてくる「声」と話をすることが職場での問題の1つで，薬をのんでいないといつもそうなるのでした。そこから，彼女が声を出して独り言を言っているのを他の人はどう思うだろうかという話になりました。「私が変だと思うでしょうね」と彼女は言いました。薬と仕事との関係が分かりかけてきたので，私はもう1歩踏み込んで，前回仕事を解雇された時にも声が聞こえて独り言を言っていなかったかを尋ねました。答えは，イエスでした。

3回の入院と，家族や外来主治医の精神科医の励ましもあり，Doloresさんはとうとう薬の服用が仕事に役に立つことは間違いなさそうだと認めました。今や全員が同意しており，彼女の主治医も両親も，彼女が病気だと分からせようとするのではなく，むしろ薬をのむことの良い点（ようやく彼女自身が信じたもの）に集中するようになったのです。ここでの中心課題は，「Doloresさんは依然として自分は病気ではないと思っているが薬をのむことに同意した」となります。

本書を改訂する準備をしている時期に，私はDoloresさんに手紙を書いて，どうしているかを聞いてみました。彼女は今年

度中に大学を卒業する予定で，この2年間は大学の図書館で仕事をしてきたそうです。薬はちゃんとのんでいて，「苦にならないし，それにすっかり慣れて，のまなかったのがむしろ信じられないくらい」だそうです。

Vicky さん

Vicky さんは退院して6ヵ月後に薬の量を減らし出しました。覚えておられるかもしれませんが，彼女は退院してしまえば薬は必要ないと思っていました。彼女は Kohut 医師に，「少なくとも6ヵ月間は薬を続けて，そのときにまだ薬をやめたいのなら医師の監督のもとでやめていくこと」を同意していました。

彼女は約束通り毎週 Kohut 医師の外来を訪れて，夫も妻の状況を承知していました。薬を減らすにあたり，Kohut 医師は Vicky さんと夫の Scott さんに，彼女の気分，話し方，考え方について日記に記録するように依頼しました。Vicky さんが症状だと分かっているもの（誇大的な考え，強い幸福感，不眠，強引な話し方）がまた出現するかを記録するように求めたのです。Lithium の服用量を減らして2週間後，Vicky さんは睡眠時間は減っているが疲労感はないこと，夫は彼女が「調子が上がり」始めていて，普段より話が多いと感じていることなどを報告してくれました。私が彼女に，夫の Scott さんの観察結果に同意するかを尋ねると，彼女は渋々それを認めました。

この試みはさらに2週間続けられ，その間に Vicky さんの調子はさらに上がって，誇大的な考えが出てきました。Scott さんが次の話し合いに同席してもいいかと彼女に尋ねたとこ

ろ，彼女は同意しました。Vicky さんは再び「へとへとに」なりそうな感じが出てきたことを夫と医師に認めました。そして，彼女は自分をコントロールできなくなるのではと不安になり，薬の量を元に戻してほしいと依頼したのです。

この時，誰も，「ほら，だから言った通りじゃないか」などの発言はしませんでしたし，「ずっと薬を続けなければいけないのか」という問いもそのままにしました。Vicky さんは Kohut 医師も夫も理解して尊重してくれていると実感し，もし彼女が再び薬をやめてみたいと望めば，そのときは 2 人とも援助してくれると分かっていました。

それから 10 年以上も Vicky さんには会っていませんが，Kohut 医師にはときどき会います。Kohut 医師によれば，この原稿を改訂している時点までに，Vicky さんが薬をやめようとしたことがもう 1 度あったそうですが，症状がぶり返すとすぐに元に戻したそうです。それ以来，夫や医師との協力関係のおかげで，彼女は治療を続けています。彼女の治療合意は今日もなお生きています。それは，「薬をやめたいと思えば，医師と夫の協力のもとにそれができる」ということです。

パート III

警戒を続け，
そして次のステップへ

希望は良いものだよ。
多分一番のものだ。
良いものは決してなくならないんだ

スティーブン　キング

多くのものを愛することで真の力が引き出される。
愛する人は多くのことを行い，それらを完成させることができる。
愛をもって行われたことは良い成果を生む

ビンセント　ファン　ゴッホ

第10章　警戒を緩めないこと：
アドヒアランス不良問題

　これまで述べたように，その患者が自分は病気だと思っていなくても，LEAPを使って試しに薬を受け入れてもらえるかもしれません。でも，そのような人は自分にはなにも問題がないと思っているので，ついうっかり，あるいは無意識に薬をのまないことがあることを忘れてはいけません。私は痛い目に合いながらこのことを学びました。しかし，精神的な病気ではなくて，薬を続けなければならない場合でも（たとえば深刻な身体的な病気のため），薬はなかなかきちんと服用できないことが示されているぐらいですから[8]，それを考えると，服薬はいかに忘れやすいのかが十分理解できるでしょう。

　部分コンプライアンス*は，気づきにくいのですが，薬を完全にやめた場合と比べても，けっして甘く見ることはできない重要な問題を引き起こします。例えば，皆が（主治医と家族）その患者がきちんと薬をのんでいると信じていて（実際には不規則），でもその薬が効かないように思える場合があります。その場合は，実際には必要な量を服用していないのですから，ちゃんとした薬の効果の検証が行われていないことになります。かなりの頻度で薬をのみ忘れていたことに誰も気がつか

　（注8）　しばしば，人々は薬をのみ忘れます。精神疾患以外の場合で薬を指示通りにのんでいるのは15〜50％ぐらいとされています。
　*訳注　薬の一部だけをのんだり，のまなかったりすること

ず，結局，その薬には効果がないと判定され，それが中止されてしまったケースをたくさん見てきました。その薬の効果が幾分かあっても，患者が処方された薬をちゃんと服用していない場合では，その薬の効果は十分ではないとして，医師はためらいつつも，元々多い用量をさらに増やしてしまうかもしれません。

このようなことを私はどうやって知ったのでしょうか。それは，LEAP を用いて行った数え切れないほどの話し合いの中で分かってきたのです。その際に，薬を忘れたり，飛ばしてのんだりしていることを打ち明けられることがよくあったのです。叱られたり，批判されたりしないことが分かれば，これを打ち明けることで，その人がほっとするものです。LEAP を用いて共感し，体験を分かち合えれば（例えば，「私であっても，薬をちゃんとのめないでしょう」などと話す），もっと真実の状況を聞けることになるでしょう。

調査によれば，きちんと服用していない割合（完全に中断している場合と，のんだりのまなかったりを合わせた割合）は，大体のところ 50 〜 75％になることが分かっています。精神科医は自分の患者の服薬状況について，びっくりするほど甘い評価をしていることも明らかになっています。ただ，そこは大目に見てあげるべきでしょう。なぜなら，私の兄 Henry のような患者は，本当の話ではなく，精神科医が喜ぶような話（薬をちゃんとのんでいる）をしているからです。

いずれにしても，患者の 25％しかきちんと薬を服用していないということは，揺らがない真実です。このような患者と一緒に，きちんと投薬できるための方法を見つけるためには，なにができるのでしょうか。

第11章 まず行うべき治療

　留守電のランプが点滅し，伝言があることを示していました。再生ボタンを押すと，「Xavierさん，今日はHenryさんがprolixin注射[9]のために受診予定だったけど，来なかったので連絡しました。私に連絡して外来の予約を取り直すように伝えてもらえないかしら」というメッセージが流れました。

　これは兄のケースマネージャーのPatriciaからの連絡でした。前回の退院後に，兄のHenryと私は彼女と打ち合わせを

(注9)　Prolixin注射とは一般名ではfluphenazine decanoateと呼ばれる薬剤で，当時，米国に3つあった持効性注射製剤の1つです。ほかの2つはhaloperidolとrisperidoneの持効性注射製剤です。どれも1回の注射でほぼ2週間程度効果が持続します（訳注：Haloperidolの持効性注射製剤であるhaloperidol decanoateは効果が4週間持続します。Fluphenazine decanoateは日本では4週間隔での投与が主体で，病状次第で用量や投与間隔を調整することとなっています）。Haloperidolとfluphenazineは以前からある第1世代抗精神病薬で，risperidoneは「非定型抗精神病薬」とも呼ばれる新しい第2世代抗精神病薬の1つです。Risperidoneの持効性注射製剤であるRisperdal CONSTAは双極性障害の治療薬としても米国食品医薬品局（FDA）から認可されています（訳注：日本では統合失調症だけに認可されています）。さらに，第2世代抗精神病薬のolanzapineが，米国内の使用を遠からずFDAから認可される予定です（訳注：Olanzapineの持効性注射製剤はその後，条件付きで米国で認可されました。日本では認可されていません。さらに第2世代抗精神病薬であるpaliperidoneやaripiprazoleの持効性注射製剤が米国でも日本でも認可されており，これらはいずれも4週間，効果が持続します。Paliperidoneの持効性注射製剤で3ヵ月の持続期間がある薬剤も最近，米国で認可されました）。

して，予約した日に兄が外来受診をしなかったときには私に連絡してくれるように頼んでおいたのです。これは 1989 年の話です。その前は兄は年に 4 回ほど入退院を繰り返してきたにも関わらず，ここ 12 ヵ月間は 1 回も入院していませんでした。今になって考えると，兄の調子が良くなったのにはいくつか理由がありました。一緒に取り組んでいた治療者，話し合いの際の私の変化（第 6 章「傾聴（Listen）」を参照）などが関係していますが，薬の投与方法を変えた点は特に大きかったでしょう。

前回の入院中に，それまでの経口薬のかわりに持効性注射製剤（LAI：Long-Acting Injectable）を試してみるように，私は兄に積極的に勧めました。なぜなら，臨床家として何年も病院で働く間に，それが，いわゆる回転ドア患者と呼ばれる人たちに対してどれほど有効なのかを何度も目の当たりにしてきたからです。持効性注射製剤はデポ剤とも呼ばれて，その当時は病院で非同意で治療を受けている患者に投与されることがお決まりでした。理屈は簡単です。そのような患者は自分が病気だとは思っておらず，病院を出れば薬をのまなくなってしまう，それならば，1 度投与すると 2 週間は効果が持続するものを投与しようということです。しかも，患者が薬をやめても（つまり注射のために受診しなければ），医療者側ですぐに把握できて，助けの手を差し伸べられるからです。

持効性注射製剤は治療の第一選択の 1 つと考えるべきです。

ずっと長い間，LAI は最後の手段と考えられてきました。ほかの方法が全部だめだと分かってから，ようやくこれが使用

されます．しかし，研究でも示されていますし，私の経験からも言えますが，まったく逆の考え方をしたほうが良いのです．私の兄のように病識の問題を長い間抱えてきた患者や，部分アドヒアランスの問題を抱える患者の場合は，LAI は治療の第一選択の 1 つと考えるべきです．つまり，精神病性障害と診断された場合には，LAI は最初に投与を検討すべき薬剤の 1 つなのです．

　私はこのような方法でうまくいったケースを何度も見てきました．考えてみれば当然でしょう．Henry が注射に同意する前は，退院してからも薬をのみ続けると形だけの約束をしていました．自分が病気だとは思っていない人が間違って病院に押し込まれたならば，誰もがそうするように振る舞っていただけなのです．あなたや私でも，兄と同じ立場なら，医師や家族が聞きたいと思っているような話をすることでしょう．それは例えば「私は自分が病気だということも，薬をのまなければいけないことも分かっています」という発言です．こんなふうに言うのが普通なんです．

　でも，患者の側からすると，これはなんとも辛くて寂しいことです．家族などが，自分のことを「気が狂っている」と考えている精神科医達と手を組んで薬を強いてくるばかりに，嘘をつかなければならないからです．

　兄の話を傾聴する方法を身につける前は，兄が約束を破るたびに，私は怒りを感じ，裏切られた気持ちになりました．でも，薬を隠したり，嘘をついたりしなければならなかった兄の気持ちが分かって，それがどれほど屈辱的で辛いのかを兄自身から聞くようになると，そんな窮地に追い込まないで済む方法

をなんとか探したいと思いました。

　簡単な解決策はなにもかもをテーブルに曝け出すことで，兄がこっそりと薬をやめようと思うような状況を作らない方法です。これも，兄に持効性注射製剤がとても役に立ったいくつもの理由の1つです。兄は2週に1度外来に行って，気心の知れた人に注射をしてもらうだけで済むようになりました。兄にとっては，注射針のチクリとした痛みを月に2回我慢する方が，薬をやめたい気持ちと家族を裏切ってしまうこととの間で1日に3回も葛藤しているよりもずっと楽なのでした[10]。

　兄は，母と私がどれほど自分のことを心配しているかを理解していたので，私達を喜ばせたいと思っていました。でも，精神病そのものが，兄に「自分はどこも悪くない」と信じ込ませていましたので，兄はまるで大きな石と硬い壁に挟まれるような気持ちを月に90回以上も経験していたわけです。持効性注射製剤を使うようになると，それが月に2回になっただけでなく，病気による影響で治療を拒否するようになるとすぐに，まわりで支える私達全員がそれを知ることができたのです。

　兄とよく似た状況が，私が個人的に深く関わったMillieさんにありました。彼女はTinaさんとSusanさんという姉妹の母親で，Susanさんが制作したドキュメンタリーフィルム「Out of the Shadow」の主人公です。私は，フィルム制作の際に相談役を引き受けただけでなく，家族全員の友人でした。私の兄

(注10)　第2世代抗精神病薬のLAIで月に1度の投与で済む薬剤も開発されています(訳注：これが注9で説明したpaliperidoneやaripiprazoleの持効性注射製剤で現時点ですでに米国でも日本でも認可されています)。

と同じように，Millie さんも統合失調症の長い病歴があり，その間に薬をのんでいないことを隠していたのです．ある時，娘の Susan さんを訪ねるために乗った飛行機の中で，Millie さんは洗面所へ行って，抗精神病薬のカプセル1つ1つの中身を捨ててから，空になったカプセルを薬瓶に戻したことさえありました．そこまでしたのは，娘が母親がしっかり薬をのんでいるかどうかを確認すると分かっていたからです．私は Millie さんの行動を責める気にはなれません．なにしろ，彼女は自分が病気だとは思っていなかったのです．私だって自分が罹ってもいない病気のための薬はのみたくないと思うはずです．あなたはどうでしょう．私が Millie さんの立場だったら，おそらく同じことをしたでしょう．

その映画を見ると分かりますが，Millie さんは薬をのんでいる限りとても調子が良いのですが，それをやめると必ず再発します．彼女が最後に再発したときに，Susan さんと Tina さんと私の3人で治療の選択肢について話し合って，私は Risperdal CONSTA を使ってはどうかと強く勧めました．彼女は以前に非定型薬によく反応していましたし，私はこの持効性注射製剤が悪化を防ぎ，完全に回復するには1番良いのではないかと思いました．その当時も，またこれを書いている今も，非定型抗精神病薬を持効性注射製剤の形で投与できるのは CONSTA だけでした[*]．母と良い関係を築いていた Susan さんと Tina さんは，月に2回の注射を受け入れることを Millie さんに受け入れてもらえました．そして，驚くことではないの

---

[*]訳注　前述したように，現在では何種類かの非定型抗精神病薬の持効性注射製剤が使用可能です．

ですが,注射をするようになって以来,私が知る限りでは再発していません。持効性注射製剤のその他の良い点としては,Millie さんが薬をこっそりとやめようとしないこと,一定の薬物がきちんと投与されていること,もし迷いが出て治療をやめようとしても医師や家族がそれを知ることができることです。

薬物治療：なにを,どのように投与するか

LEAP のセミナーを開いていて頻繁に聞かれるのは,「どの薬が 1 番良いでしょうか」という質問です。それには「答えはありません」と言うしかありません。私の経験からして,また科学的にも,ある人にどの薬がもっとも良いのかを確実に予測することはできないのです。ある薬の使用を決めるときには,さまざまな事柄が関係しますが,特にその人への効果と,その際の副作用とのバランスが大切です。状況によっては,経済的な事情も決定的な要因になります。

そうした前提の上で,病識が乏しく薬物アドヒアランスの低い人への薬物治療の選択には,一定の原則があると思われます。簡単に言えば,処方をできるだけ単純にして,その人の「薬をやめたい」という思いに負けないようにすることです。

できる限り処方を単純にするのが,私からのアドバイスです。

服薬が日に 1, 2 回で良いのなら,1 日に何回ものまなければならないのと比べて,服薬の観察がずっと楽になります。その人にとっても,忘れずに服薬するのが楽になり,薬をのまないでいたいという無意識の思いに負けにくくなります。1 日の服薬回数が少ないほど,意識的,あるいは無意識的に,薬をの

まずにおこうとするチャンスが減ります。もちろん，うっかりのみ忘れることも減ります。

病識が乏しく，アドヒアランスが低い（薬を一部またはまったくのまない）人には，私はよく持効性注射製剤を勧めます。

　病識が乏しく，アドヒアランスが低い（薬を一部またはまったくのまない）人には，私はよく持効性注射製剤を勧めます。それによって，コンプライアンスの観察が容易になるだけでなく，色々な問題点を乗り越えられるのです。例えば，投薬の責任者は，口を開けての服薬確認（これをしなくて良いなら，私も大喜びです）や，指示通りに薬をのんでいるかどうかの残薬確認（薬瓶の残薬をこっそり数える）からも解放されるでしょう。

　あなたは，私の言葉をそのまま信じなくても良いのですし，そうしてもらいたいわけでもないのですが，各種の研究結果も私の個人的な体験から学んだことを裏づけています。例えば，1999年のYoungらの報告（本書の最後の参考文献リスト参照）では，経口薬では薬をやめる割合が平均してほぼ50%だったのに対して，持効性注射製剤ではこれがたった17%でした。この重要な知見はその後にも何度も確認されています。もしあなたがこの方法をその人に勧めてみようとする場合に，月に2度の注射を説得できるかについて，心配しすぎないでください。それはあなたが思っているほど難しくはないのです。実際，私もこの点についての研究に関わってきて[11]，これにLEAPの主要な要素を用いれば，うまくいく可能性が高くなることが分かりました。その人に持効性注射製剤を受け入れて

もらえるかどうかは別にしても,いずれにせよ,処方の単純化,服薬への十分な観察を忘れないこと,そして,その人の服薬体験への傾聴を続けることが大切です。

薬の話題の最後に,私がよく聞かれたことについて触れてみたいと思います。それは「病態失認が,情動の平板化や幻覚のように精神疾患の症状だとしたら,それは薬で良くなるものなのか」との質問です。

前にも書いたように,この問いについて特に検討した研究はほとんどありません。一般には,病態失認は他の陰性症状と同様に,薬物治療に抵抗性のようです。文献としては,Clozaril と Risperdal CONSTA が病識を改善するかもしれないと示唆する研究が2つありますが[12],結果を再確認することの大切さを忘れてはいけません(アリストテレスも「ツバメ一羽で夏にはならぬ」と述べています)。こうした研究への期待はありますが,それぞれの結果が再確認されるまでは,その知見が本当に価値があるかは分からないのです。

(注11) Lasser, R., Gharabawi, G.M., Jarboe, K., Litrell, K., Miller, A.L., Amador, X.F., Weiden, P.J., Schooler, N.R., Docherty, J.P., & Crumbley, E.: Patient Acceptance and Long-Acting Risperidone: The Start Program and Gain Approach. Presentation at the annual meeting of the American Psychiatric Association, 2005.
訳注:これは Lasser, R.A., Schooler, N.R., Kujawa, M. et al.: A New Psychosocial Tool for Gaining Patient Understanding and Acceptance of Long-acting Injectable Antipsychotic Therapy. Psychiatry (Edgmont), 6 (4): 22-27, 2009. として公表されています。(八重樫穂高,藤井康男:持効性注射製剤の患者への受け入れ促進をめざして―GAIN アプローチを用いた患者との共同作業の試み―. 精神科治療学, 30 (7): 905-914, 2015. も参考にしてください)

心理療法

重度の精神疾患がある人にとって、心理療法はなんらかの意味があるでしょうか。ここまで読んでくださったのでしたら、私がなぜそうだと信じているのかが分かるでしょう。これまでに、LEAPを使う治療者を紹介してほしいと大勢の方々から頼まれました。また、LEAPを知らない治療者に、どうしたらこれを試してみようと思ってもらえるのかを知りたいという相談もありました。

本書の初版が2000年の夏に出版されて以来、何千人もの治療者や家族がLEAPのトレーニングを受けました。LEAPは治療法なのと同時にコミュニケーションスタイルでもあり、直感的ですぐ役立つので、要領をいくらかつかみ始めるとほとんどの治療者がもっとじっくり学びたくなるのです。

多くの治療者はすでにLEAPの一部の要素は使っているのですが、全体の構造やその大きな可能性を理解していないのです。

私の経験では、多くの治療者はすでにLEAPの一部の要素は使っているのですが、全体の構造やその大きな可能性を理解していないのです。そこでこの患者とのコミュニケーションの

(注12) 研究1：Pallanti, S., Quercioli, L., Pazzagli, A.: Effects of clozapine on awareness of illness and cognition in schizophrenia. Psychiatry Res., 86 (3):239-249, 1999.
研究2：Gharabawi, G.M., Lasser, R.A., Bossie, C.A., Zhu, Y., Ballenger, J.C. & Amador, X.F.: Insight and Its Relationship to Clinical Outcomes in Patients with Schizophrenia or Schizoaffective Disorder Receiving Long-acting Risperidone. Journal of International Clinical Psychopharmacology, 2006.

方法の基盤である「理解して返す傾聴」を行った場合の具体例を教えると,それが緊張や不信感を減らし,症状や治療への率直な話し合いへの道を開くことをすぐに分かってくれます。LEAPがうまくいくと,患者自身が治療をする理由を見つけて,その意味を理解できるようになり,治療者は,敵対者から信頼できその意見を尊重したくなる人に変わっていきます。そのため,一旦感触をつかむと,多くの治療者はこのような方法での取り組み方に対して興味をもつだけでなく,もっと学びたいと思うようになるのです。

今では多くの治療者がLEAP Institute(www.LEAPInstitute.org 参照)でLEAPのトレーニングを受けています。正式に認定された治療者の名簿を作り始めたのは最近ですが,記録をつけていなかったはじめの10年間にも,何千人もがLEAPの研修を受けています。ですので,LEAPのトレーニングを受けた認定済みの治療者を身近に見つけられなくても,初期に開催されたLEAPセミナーを受けていて,LEAPの中心となるツールを使っているかを尋ねてみることができます。例えば,その治療者がLEAPのセミナーかトレーニングを受けたことがあるか,本書を読んでいるかなどを質問すると良いでしょう。動機づけ面接のトレーニングを受けたことがあるか聞いてみることもできます。もし答えが「いいえ」でしたら,本書を読んでもらえるかを聞いてみて,貸してあげても良いのです。

治療者にこの本を読んでもらうには

次のアドバイスは,私としてはちょっと気恥ずかしく,仲間の治療者の感情を害するかもしれません。それでもあえてここ

に記すのは，家族たちから何回となく問われた次の質問のためです。それは「読んでもらおうと思ってこの本を治療者に渡したのですが，どうやら読んでいないようなのです。どうしたら読んでもらえるでしょうか」という質問です。

この質問についてよく考えながら，私がその治療者だったらどうするだろうかと思いを巡らせました。そうしているうちに，他人事ではなく，私自身も患者や家族から本を手渡された経験があったことを思い出しました。そこで私がともかくも本を開いたのは，私の意見を求められたときだったのです。その際は，例えば「この本がとても役立ちそうに感じたので，ここに書かれている方法を試したいと思います。先生はどう思われますか。試すべきでしょうか」などと質問されたのです。そこで，少なくともはじめの章を読んで，残りもざっと目を通すことになりました。ですから，「私たち家族は本人に対してこの方法で取り組んでいます。先生の治療の妨げになる部分はないでしょうか。本をざっと見ていただいて，意見を聞かせてもらえないでしょうか」などと聞いてみると良いかもしれません。

はじめにいくらか抵抗にあっても，がっかりしないでください。思い出してください。私がこの方法で取り組み始めるまでに，7年間も兄と言い争ったのです。それに，多くの治療者がそれを職業に選んだのは，もともと人の役に立ちたいと心から思っているからなのです。

認知療法

本章の最後に，精神病性障害の患者のいくつかの症状の程度を減弱させる効果があることが証明されている認知療法につい

て述べたいと思います（第17章の精神病に対する心理療法を参照してください）。すでに述べたように，私たちは脳の障害に対して取り組んでいるのですから，これによる欠損に対して，生物学的治療と心理学的治療の両方で立ち向かうべきであり，それは脳卒中やその他の脳機能障害の場合と同じです。

多くの患者に有効性があるにも関わらず，認知療法は米国では精神病性障害の治療法としてはなお十分活用されていません。一方，英国のような他の国々ではもっと普及しています。それでも，これが用いられる機会は増えつつあります。本書では認知療法について1章を割いて説明し，精神病の治療に役立つこの重要なツールについてみなさんがさらに学べるように，巻末にも推奨文献や関連組織などを掲載しています。

ここまでで大切なことをたくさんお伝えしてきましたが，LEAPやほかの心理療法が効果を表すのを待っていられない事態もありえます。その人が薬をやめていて危機的な状態になったら，我々が介入して事を進めなければならないでしょう。これは容易なことではありません。次の3つの章では，強制的治療に踏み切らなければいけないタイミングの見分け方と，実際にはどうするのかをお伝えします。またそれと同じくらい大切なこととして，このような思い切った手段を講じなければならないときでも，LEAPを使ってその人との関係性を守る方法をお伝えします。

第 12 章　強制的治療

　LEAPの講演をしたりワークショップを開いたりすると，強制的治療*にもっと多様な選択肢を増やすべきだと考えている人々と，そうした治療を許す法律を撤廃すべきだと考える人々の双方から誉められます。本書の初版は，この2つの考え方の人々がいずれも，自分たちの主張を裏づける根拠にしています。前者は病態失認に関する研究から分かるように，病識に乏しい人が治療を拒否するときには強制するのが人道的だと主張していますし，後者はLEAPのような，より強引ではない方法があるのだから，それを強制的治療の代わりに行うべきだと主張しています。さて，それではこの問題をめぐって，私の立ち位置はどこにあるのでしょうか。

　治療を強制的に行うための法律は必要です。ただ，それを適用するタイミングや，適用すべきかどうかは，それぞれの状況によって判断しなければいけません。私自身は強制的治療の開始に数えきれないほど関わってきました。そのような治療への私の関わりによって，多くの命を救えただけではなく，患者がケガをしたり，逮捕や告発されることを回避できたのは間違いありません。そのような介入が精神的な病気からの回復に役立

---

*訳注　強制的治療には強制入院と強制通院があります。本書では多くは強制入院について書かれていますが，強制通院についても記載されています。日本では強制入院は精神保健福祉法で規定されており，措置入院，医療保護入院などがありますが，詳しくは成書を参照してください。また，日本には強制通院制度はありません。

ってきたのも確かでしょう。

しかし，私にとって強制的治療は最後の手段です。結果的に役立っても，精神的な病気がある人にとってそれがしばしば外傷体験（トラウマ）になり，治療が退院後に外来で続けられない限り，絆創膏を貼るぐらいの効果しかないことも知っています。

何年もの経験の中で，強制的治療をどのタイミングでどのように行うのが良いかについて多くを学び，最善の成果をもたらす方法も分かってきました。上手に対処すれば，その人も，あなたも，トラウマ体験を避けられるのです。この章では，どのようなタイミングで治療を強制しなければならないのか，あなたにはどんな選択肢があるか，そしてそれをどのようにすべきかについてのアドバイスをお伝えします。

ある状況では考慮の余地はなく，ほとんど常に強制的治療が正当化されます。

第1章で，言い争いの中でMatt君の剣幕がただ事じゃなくなったとき，母親が警察に電話したことについてお話ししました。過去の経験から，母親は，息子が自分の行動をコントロールできなくなってきて，暴力的になりかねないと思ったのです。息子の病気のエピソードを幾度となく乗り越えてきたので，彼女は助けを求めるべきタイミングが分かったのです。

表面だけを見ると，Matt君の母親が警戒した病気のサインと，兄のHenryで気をつけなければならないことは違っています。でも，それらが示していた危険性はどちらもほぼ同じでした。あなたが知っておくべき病気のサインは，おそらくその人に特有のものでしょう。いずれにしても，その人がまわりに

対して脅すように，あるいは危険となるように振る舞っている場合には，それが言葉によるものでも（例えば「超音波を送ってくるな，さもなければ力ずくでやめさせてやる」，あるいはもっとはっきりと「……しなければお前を殴るぞ」「……お前を殺すぞ」），物理的なものでも（例えば物を投げる，人を押したりおさえつけたりする，ゴミ箱に火をつける，バットやナイフを手にする，あなたを家から閉め出すか部屋に閉じ込める），あなたは行動を起こすべきです。自分の人生を終わらせたいなどと言い出した場合も同じです。ある状況では考慮の余地はなく，ほとんど常に強制的治療が正当化されます。一番はっきりしているのは，その人が自分自身もしくは他人を今にも傷つけようとしている場合です。このような自傷他害行為は，本人の意思に反しても強制的な入院措置が取られる最も一般的な法的基準です。

あなたが医師かセラピストでしたら，患者の家族に連絡してあなたの意見や心配点を伝えるのは，ほとんど常に正しいやり方です。

　行動すると決めたら，自分は，精神的な病気の人へ治療を強制しなければならなくなった最初の人間ではないこと，そして利用できる多くの制度などがあることを思い起こしてください。あなたがその人の家族でしたら，状況が手に負えなくなってきていると感じたときにまず連絡を取るべきなのは，治療を受けているセラピストや担当医です。もう長いことセラピストにも医師にもかかっていない，あるいは精神保健専門家にみてもらったことがないのでしたら，まず連絡を取るべき先は異な

ってきますが，それについては後で説明します。

あなたが医師かセラピストでしたら，患者の家族に連絡してあなたの意見や心配点を伝えるのは，ほとんど常に正しいやり方です。きっと，あなたはこれまでも家族と一緒にチームとして取り組んでおられたでしょう。しかし，もしそうでなくても，力を合わせるのに遅すぎることはありません。セラピストの中には，私のこのアドバイスがそれまでに受けてきたトレーニングの内容や倫理に反すると感じる人がたくさんおられるでしょう。治療の場で語られることは口外しないのがほとんど例外なく当然とされているからです。しかし，現状ではほとんどの治療者にはそのように教えられていないのですが，重度の精神疾患の悪化（例えば精神病の著しい増悪）は守秘義務を破棄する正当な理由となり，それによってその患者に関わりのある人たちと話し合えるようになります。守秘義務には限界があることを，あらかじめはっきりさせておけば（「もしあなたの病気が悪化し，賢明な判断をする力が失われたときには，私は家族にそれを伝え，援助を依頼します」），倫理的ジレンマに陥ることはありません。私もそのようにしてきましたが，訴えられたり，クレームを受けたりしたことはありません。なによりも大切なのは，それが行うべき正しいことだという点なのです。

強制的治療のプロセスを進めるには

強制的治療へと進める方法は，3つあります[*]。これまでには警察に連絡する方法しか伝えてありませんでした。自傷他害の恐れが差し迫っていないかぎり，私は他の選択肢をまず選択します。次の順序で進めるのが良いでしょう。

1) 病院の救命救急室へ患者と一緒に行く
2) メンタルヘルス危機介入チーム(mental health crisis team)，または包括的地域生活支援チーム（assertive community treatment team）に連絡する

　そして 1) も 2) もうまくいかなかったら，

3) その地区の危機介入チーム（Crisis Intervention Team：CIT)[13]から警察署に連絡して警官に依頼する

1) 病院の救命救急室へ患者と一緒に行く
2) メンタルヘルス危機介入チーム(mental health crisis team)または包括的地域治療チーム（assertive community treatment team）に連絡する
3) その地区の危機介入チーム（Crisis Intervention Team: CIT）から警察署に連絡して警官に依頼する

　＊訳注　日本では，それぞれの県や地域によって状況が大きく異なります。まず，診療中の病院や診療所があればそこに相談してください。診療を受けていない場合や，中断している場合などに対応する精神科救急相談窓口が 24 時間，あるいは時間限定で運営されている地域もあります。

　保健所には精神保健福祉相談員がおり，相談に応じると共に，地域によっては警察などと連携してくれることもあります。自傷他害の危険性が明らかにあったり，このような行為を行っている場合は，保健所，あるいは警察に連絡すると，措置入院のための鑑定が行われます。Assertive community treatment team（いわゆる ACT チーム）がある地域は日本では極めて少なく，救急への対応状況も一定ではありません。

(注13)　危機介入チーム（CIT）は精神疾患を持った人たちへの画期的で効果も高いアプローチとして急速に成長しています。さらに詳しい情報については, http://www.citinternational.org/ と http://www.nami.org/Template.cfm?Section=CIT2 を参照してください。

そんな場合には LEAP のスキルを使おう

　患者がまだあなたを信頼してくれていたら，救命救急室へ一緒に行ってもらえるように頼めるかもしれません。その際には，「あなたがその人のことを心配していて，医者が助けてくれるかを確かめたい」と話すと良いでしょう。これを上手くやるために LEAP のスキルを使いましょう。患者自身が問題だと考えていることに焦点を当ててください。兄の Henry の病気がとても悪くて，母が自分を殺しに来るという妄想があったとき，私は「母さんからすぐに離れないといけないよ。車で出掛けて，Kino（地域の病院）にちょっと立ち寄ろう。そうすれば，安心できるでしょう」と兄に話しました。すると兄は同意してくれました。ある母親は，精神的な病気の娘と「自殺したい」との思いについて話し合った後に，一緒に病院に行くことを納得させました。母親は，「理解して返す傾聴」をした後に，娘の死にたい気持ちを分かち合い，その後に「私があなただったら，どうするかを話してもいいかしら」と尋ねました。

　娘「どうするべきだとお母さんは思うの」

　母「一緒に行って，医者に会って話をしてみるといいと思うわ。そうするといいかもしれないでしょう。それで気持ちが変わらないとしても，なにも失うわけじゃないわよ」

　娘「でも，そうすれば，私は病院に閉じ込められるわ」

　母「そうかもしれないけど。でも，そうなっても，あなたはなにも失わないのよ。そうしても今のような気持ちだとしても，少なくともあなたはなにかを試したのだから」

　理解して返す傾聴をして，これから生じるであろうことについて嘘をつかないことで，母親は娘に病院へ行くことを納得し

てもらえました．

　ついやりたくなるのですが，別のどこかへ行くと嘘をついて連れ出し，結局，救命救急室に向かうようなことはやめましょう．多くの人がこれをしたことを知っていますし，私自身も実際に1回はやりましたが，このやり方には2つの理由でリスクがあるのです．当然のことですが，その人は裏切られたと感じるでしょうし，そして本当はどこへ向かっているのかに気がついたときに車から飛び降りてしまうかもしれません．この方法でうまくいくこともあるかもしれませんが，私はお勧めしませんし，他の方法のほうが良いでしょう．

あなたが住む地域に危機介入チームがあるかどうかを確かめるには，精神科救急室，または地元の警察に電話で聞いてみると良いでしょう．

　多くの警察署と精神科救急室が協力し合いながら，精神疾患のある人々が軽微な犯罪（治安を乱すなどの）を行った場合に，できるだけ収監されるのを避けようと活動しています．この協力体制の成果として知られているのが，モバイル危機介入チーム（mobile crisis team）*です．これは危機介入チーム，急性危機介入移動チーム，精神科危機介入チームなどとも呼ばれます．通常，モバイル危機介入チームは，精神保健センターや病院に拠点を置いています．あなたが住む地域に危機介入チームがあるかどうかを確かめるには，精神科救急室，または地

---

　*訳注　これに相当するチームはいまのところ日本にはないと思われます．

元の警察に電話で聞いてみると良いでしょう。

　このタイプの介入が行われると，その人のところへ精神保健の専門家が来て，その場で評価をしてくれます。そこで入院が必要だと判断されると，まず自分たちと一緒に病院へ行くようにと説得を試みます。その人がそれを拒否すれば，彼らはすぐに強制的治療の手続きを開始できます。モバイル危機介入チームのスタッフは精神疾患を見分ける訓練を受けていますから，一般の警察官と比べて精神的な疾患を別のこと（例えば，犯罪行為や好ましくない性格傾向の結果など）と誤認する可能性が低いのです。また，そうした特別な訓練を受けていない警察官と比べて，その人とより効果的なコミュニケーションができるでしょう。あなたが住む地域にモバイル危機介入チームがない場合や，電話を掛けたときに，たまたま都合がつかずに利用できなかった場合は，地元の警察に連絡をしてください。その際には，その人が精神的な病気だと伝えて，自傷他害の差し迫った危険があることを説明してください（もしそうだったら）。

　強制入院させると，その人の人生に重大な影響を与えてしまうのではないかと思って，警察に連絡する気持ちになれないのもよく分かります。そして，すでにその人との関係が弱かったり，ぎくしゃくしたりして困っているなら，これをしたために引き起こされる衝突を避けたいと思うのも無理はありません。

　こうしたことを避けたいという思いや相手を傷つけたくないという気持ちは，強制的治療をぐずぐず延ばしたり，二の足を踏むことに結びつきます。そのような気持ちは分かるのですが，さまざまな点で危険性をもたらすかもしれません。その理由は第2章で述べましたが，未治療で何年も放置すると治療へ

の反応が不良になる，病気の予後が悪くなる，自殺，暴力の恐れなどです。驚くほど多くの人々が精神疾患が未治療なまま拘置所や刑務所に入ることになるのですが，これも恐ろしいことです。

これは好ましい成り行きではありません。米国の拘置所や刑務所の現状は，精神保健に関しては適切とは言えない治療しか提供できていないことで有名です。さらに，告発されて服役すると，普通は前科ができて，それがその人の人生にずっと悪影響を与えかねません。何万というケースがあり，こうした状況に陥った人は，72時間（通常の強制的な治療の制限時間）をはるかに超えて自由を奪われる結果となっています。もし，あなたが強制的治療の手続きを開始した場合は，まったくの他人が関与した出来事によって強制的治療となった場合と比べ，こうした重大な結果になる可能性はずっと低くなります。ただし，うまくいくためには，強制的治療をしたとしても，その人の自律性をずっと制限するわけではないことを，あなた自身が分かっていなければいけません。実際には，それによって，その人の人生や自己決定を取り戻せるように，あなたが援助できるのがほとんどなのです。だからこそ，あなたの心のためらいと罪悪感を早いうちに解消することが，強制的治療へのプロセスを進める上でとても大切です。

ためらいと罪悪感を解消する

自分の判断は正しいと思っていても，罪悪感に駆られることもあるし，思わず決意が揺らぐこともあるでしょう。強制的治療という言葉自体が，身体を抑えつけられ，拘束衣を着せられ

るようなイメージを呼び起こす側面があります。精神科病棟と聞いて思い浮かべるのは，安心でき，気持ちを落ち着かせられるようなものではないのかもしれません。むしろ，映画の「カッコーの巣の上で*」のあのイメージがずっと染みついているのではないでしょうか。

多くの人と同様に，私も精神科の各種施設について，当初はとても否定的なイメージを抱いていました。本書の初版で私は次のように書きました。

精神科病棟に足を踏み入れるのは初めてでしたから，まわりの視線が気になって，神経がピリピリしました。重い精神の病気を抱える20人もの人に囲まれたら，たいがいは神経が張り詰めて不安になるでしょう。その中には，歩きながら，自分にしか聞こえない声に対してぶつぶつ言っている人もいましたし，一心不乱にタバコを吸っている人もいました。ある男性が1人静かに，私の真正面に座っていて，目はどこか遠くの1点を見つめたまま微動だにしません。ここでほんとに大丈夫なのだろうか。あの人達はどうなのか。ここはいったい地獄なのか天国なのか。これらは不安の余りに私の心を駆け巡ったほんの2〜3の考えに過ぎなかったのです。そして，兄の身に起きたことについて，私がきっと責められるのは間違いない，警察，救急車，そして兄が耐えなければならなかった拘束などは，私のせいなんだと思ったのです。

---

*訳注 1975年公開の映画。1960年代の米国オレゴン州立精神病院を舞台としている。

しかし，兄の初めての強制入院の後には，入院した病棟は私が恐れていたようなものとはまったく違うことが分かりました。たしかに，その頃はタバコを吸っている人が大勢いましたが（今ではこれはほとんどの病院で過去の光景です），拘束衣で叫んでいる人々などはいませんでした。私を脅したり邪魔したりする患者は1人もいません。兄は拘束されましたが，ほんの一時的で，救急車の中だけのことでした。救命救急室に着くと，羊のなめし皮で裏打ちされた拘束帯をスタッフがすぐに外しました。兄が入院した病棟には，私がその後に働いた多くの病棟のようにデイルームやラウンジがあって，片隅では音量を押さえたテレビが流れていました。デイルームには卓球台がありました。私は面会の時はそこで兄と一緒に時間を過ごせました。実際の病棟は，私が恐れていたものとは違うことがすぐに分かったのです。

多くの精神科入院治療施設は，そこで治療する人々が快適に過ごすことができ，人道的で，安心できるように設計されているのです。

その人を効果的に手助けするには，強制的治療へのあなたの恐れや疑念を乗り越えるか，それらを脇へのけておかねばなりません。あなたがやらなければならないことの中でもっとも大切なのは，一般的な思い込みと現実を区別することです。まずは，強制的治療の手続きと，あなたの地域の各種施設や団体などの整備状況がどうなっているのかよく調べましょう。この本の最後の治療資源の項に紹介しましたが，家族や当事者などによって運営されている組織の多くが，地元の精神保健医療関係

の施設などになにを期待できるかを教えてくれるはずです。

　このアドバイスは精神保健の専門家にも当てはまります。専門家の中でも，主に外来治療の環境で働いている人たちは，馴染みのない施設などへの恐れのため，患者に強制することをためらう場合がとても多いのです。

重度の精神疾患も，他の身体の病気と同じなのです。

　重度の精神疾患も，他の身体の病気と同じなのです。あなたの近親者であるその人が糖尿病だとしたら，あなたはその病気をコントロールするためにどうしたら良いのかを学ぼうとするでしょう。そして，あなたが住む地域にある医療機関の中で，どこが糖尿病治療に一番優れているかを知ろうとしたり，なにか予期しないことが起きた場合に備えて，救命救急室の電話番号を控えておいたり，最寄りの救急医療機関についても知っておこうとするでしょう。糖尿病が悪化して，その人が混乱し，物事の判断ができなくなったら，本人が望むか否かに関わらず，ためらうことなく入院をさせるでしょう。そして，そのために罪悪感に苛まれることも，まずないですよね。

警告サインを知っておく

　その人の前の入院がどうだったのかをあなたが経験しているのなら，入院の必要性を指し示す早期警告サインがきっと分かっているでしょう。つまり，あなたがどういう場合にその人の行動が普段とは違うと気づき，病気が悪化したと考えるかです。ここで少し時間を使って，その人の考え方，物事の感じ方，行動などの中で，もっとも心配であり，前の入院への十分

な理由になった（あるいは入院はそのためだとあなたが考えている）3つのサインを書いてみてください。

1.

2.

3.

　このリストを心に焼き付けておき，いつも注意しましょう。早期警告サインを心に留めておけば，その人の病気が再燃したときにも，不意を突かれて慌てることも少なくできるでしょう。次に，他の人々が強制的治療を考えるのに無理もないほど深刻だとしたサインの一部を以下に示します。

・服薬の拒否があり，過去の体験から，家族やセラピストは病状悪化や危害が差し迫っていると分かる場合
・言語的・身体的な暴力
・自殺念慮（例えば「死ねばよかった」「なにもかも終わりにするべきなんだ」などの発言）
・自傷（例えば身体の一部を切る，頭を激しく打ちつける，石鹸をのみ込む，土を食べるなど）
・物を壊す（自分および他人の物）

- 他人にしつこく近づいたりする（相手が嫌がっているにも関わらずひっきりなしに電話を掛ける，用もないのに繰り返し訪ねるなど）
- ホームレスになるなど，自らを損なう行為（適切な服を身につけずに厳しい気候条件に身をさらす，栄養摂取が不十分，必要不可欠な健康管理をおこたるなど）
- 誰とも話をしない，もしくはできない
- 誇大妄想（超人的能力がある，自分は有名である，有名な人物を個人的に知っているなど）
- 独り言が激しい
- 理解不能な話し方をする
- 被害妄想（政府のスパイに見張られている，悪魔に取りつかれている，近親者が危害を加えると恐れるなど）
- 命令性幻聴（「死んでしまえ」と言う声が聞こえるなど）
- セルフケア能力や衛生状態の著しい悪化
- 思考障害のための危険性（火がついたタバコを無意識で落としてボヤがおこるなど）
- 扶養家族の世話をしない（世話をまったくしない，子どもや高齢者を他の家族から切り離してしまうなど）
- 稚拙な判断（いつになく性的に挑発的で乱れる，料金を支払わない，湯水のような浪費，所有物を皆配る，おかしな行動のため失業する，約束の日時を守れない，給付金を受け取るために必要な手続きをしないなど）
- 健康状態の悪化（絶食，重度の身体的疾患のために必要な医療的支援の拒絶，違法なドラッグと処方された薬剤を混用するなど）

こうした例の中にはあなたの状況と一致するものもそうでないものもあるでしょう。これらを紹介するのは，2つの理由からです。まず第1に，他の人たちがなにを重要なサインとしたかについて理解してもらいたいということ，第2にはこうした決断を迫られたのはあなただけではないと分かってもらいたいからなのです。この本の末尾にある治療資源の紹介で，強制的治療について直接に対応した経験のある人と，あなたが連絡をとれるような組織をリストアップしました（www.nami.org，www.psychlaw.org など）。

さほど緊急的ではない方法がいくつかあります。それは民事上の拘禁のための審理と法廷命令による強制通院治療（Assisted Outpatient Treatment）です。

　これまで述べてきた強制的治療への3つの方法に加えて，さほど緊急的ではない方法がいくつかあります。それは民事上の拘禁のための審理，後見人制度，事前指示（精神疾患の場合，もしも病状が悪化した際に治療に関連した判断と責任を誰に委任するかをその人が病状の良いときに，あらかじめ法的に指定しておく方法），そして法廷命令による強制通院治療（Assisted Outpatient Treatment：AOT[*]）です。本書の初版が出版されて以来，アメリカではさまざまな形の AOT が多くの州で行われています。入院による強制的治療を行うためには，精神疾患

---

　[*]訳注　AOT は強制通院制度の1つで，その他に Outpatient Commitment, Community Treatment Order などとも呼ばれる強制通院制度が，米国，英国，オーストラリア，カナダ，オランダなどで行われており，それぞれ仕組みが異なります。

が原因で自傷他害の恐れがあることが通常は必要です。しかし法廷命令による強制通院治療は，慢性精神病性障害がある人が，その病気のためにある種の問題行動パターンをとるということで手続きを取れます。あなたの州にそうした法律があるかどうか，またあるとしたらどのように活用できるかを知るには，治療権利擁護センター（Treatment Advocacy Center）のウェブサイト www.psychlaw.org にアクセスすると良いでしょう。同じウェブサイトに，後見人制度，事前指示，その他の方法についての情報もあります。

治療権利擁護センター（Treatment Advocacy Center）は，スタンレー財団から資金援助を受けていますが，精神科医の E. Fuller Torrey をはじめとする人々によって設立されました。これは何百万という米国人が病態失認（病識の乏しさ）のために治療を拒否し，その結果として大変な苦悩を背負うことになっている状況を懸念して作られたものです。

第4章で紹介した Michael Kass 君を覚えているでしょうか。私が救命救急室で出会った患者です。彼は地下鉄のトンネル内に隠れているところを発見されました。警察に見つかったとき，数日間食事も入浴もしておらず，危険なことに運行中の鉄道線路付近で野宿していました。そして，警察には「彼ら（連邦政府のスパイ）も，まさかこんなところまでは僕を探しにこようとしないだろう」と説明しました。Michael 君は薬への反応性が良好でした。彼が薬を続けている間は身の回りのことを問題なくやれますし，命を危険にさらす行動もしませんでした。しかし，自分が病気だとは分かっていなかったので，いつも退院したら薬をやめてしまい，また入院するというサイクルを繰

り返していたのです。そんな Michael 君は，法定命令による強制通院治療（AOT）がとても役立った患者の1人でした。

彼は自分に援助が必要とは思っていませんでしたが，私が彼を助けようとしていることは分かってくれました。

　強制的に入院させる手続きをとると，その人との信頼関係をもはや修復不能なほど傷つけてしまったと感じるかもしれません。しかし，愛情と支援の気持ちからそうしたのでしたら，いずれはそれで良かったと受け止めてもらえるでしょう。個人的な体験ですが，兄 Henry は，私が警察と精神科医の主治医に連絡したりして介入したことを，私の彼への愛情の表れなのだと最終的には理解してくれました。しかしそれには，4回の入院が必要でした。彼は自分に援助が必要とは思っていませんでしたが，私が彼を助けようとしていることは分かってくれました。兄が治療の必要性に気づくまで（つまりこの点で兄と私が一致するまで）の数年間を乗り越えていくのに，これが兄にも私にも大きな救いになりました。

　本章では，強制的治療をするのかどうか，する場合はそのタイミングをどうするかについて取り上げてきました。ここを読もうとしたということは，あなたにとって，今がそのタイミングなのかもしれません。これまで説明してきた LEAP などの技法を使ってもその人が依然として治療を拒否しているのでしたら，あなたは選択肢の1つとして強制的治療を真剣に考慮し始めているでしょう。その人の病気が深刻にも関わらず治療を受けていないのなら，今すぐ助けが必要です。もしその人が糖尿病などの身体的疾患の急な悪化や，事故でケガをしたのな

ら，その人がいかに抗議したとしても，車に乗せて病院に連れて行くことをためらわないはずです。それがその人をあなたが愛するためなのだと分かってもらえれば，たとえその人は自分が病気とは思っていなくても，遅かれ早かれ感謝してくれるはずです。

第13章　どのようにしたら良いのか

　私は当時は21歳で，心理学の道でキャリアを積もうと志していました。その矢先に統合失調症が兄のHenryの脳内で炸裂したのです。それは，彼の遺伝子の中に，とても長い時間に設定された時限爆弾が埋め込まれていたかのようでした。兄は継父が亡くなった翌日から突然，声が聞こえてくるようになり，事実ではありえない，おかしなことを話し出しました。当時兄は29歳でしたが，20代の中ごろから徐々に風変わりになり，孤立していたのです。

　継父はジョギングに出掛けた中学校の運動場のトラックで倒れていたのですが，兄がその夜に継父を発見しました。継父は心臓発作で亡くなっていたのでした。兄はまず私に電話で知らせ，私は米国各地に散らばって暮らすほかの兄や姉たちに連絡をしてから，その晩のうちに兄が両親と一緒に暮らしていたアリゾナへ向かいました。翌朝，兄のHenryは空港に出迎えてくれました。

　鮮やかな青緑の1952年型シボレー・ピックアップトラックで街を抜ける30分間のドライブの間，赤信号で止まるたびに，私はなんとも恥ずかしい思いで落ちつきませんでした。それはカリブの青緑の海の色のようなターコイズブルーに塗られた30年もののトラックに乗っていたからではありません。もちろん，それは80年代前半当時のアリゾナのTucson市でも珍しい色で，信号で止まればいくらかは注目を浴びました。でも，兄が選んだ色が恥ずかしかったわけではありません。どれ

ほど汗水たらして修理してトラックをよみがえらせたかを考えれば,仕上げに塗るペンキの色を自由に選ぶくらいの権利が兄には十分あるのです。別にピンクであっても,私は兄は男らしさの典型だと思ったでしょう。当時の兄なら,12 台の車のエンジンでも直したに違いないのです。

　私は鮮やかな青のピックアップトラックが恥ずかしかったわけではなく,自分自身に向かって話し続けている兄が,まわりのドライバーにどう思われるのかが気になって仕方がなかったのでした。兄は私の方を見ませんでした。見ることができなかったのかもしれません。兄はまっすぐ前を凝視したまま,自分自身に向かって話したり笑ったりしていました。時々,開いているウィンドウから,接している隣りの車を見て,そこに乗っている人に向かって,たわごとを言い続けました。赤信号で停まるたびに,隣の車の人が困惑して怖がっているような表情が私には見え,窓が閉められ,一度などは「中指を立てて」侮辱のサインをよこした人さえいました。

　信号が青になると,私の中で募っていった緊張感がいくらか和らぎ,もう誰も気がつかないで 2 人だけだと思えたんです。本当に兄と私の 2 人だけだったのでしょうか。兄は私がそこにいないかのように,自分自身に向かってぶつぶつ言い続けていて,まるで私には見えない誰かと話をしているようでした。なにを話しているのかと最初に聞いた時は,兄は笑いながら言いました,「ああ,いとしい弟 Javi（著者のあだ名）,彼がここにいるんだよ,は,は,は」それから急に深刻な表情になって,「父さんが事故に遭った。なんて,なんてこった。俺がギターを弾いていて殺したんだ,音楽が父さんの頭に入り,転ん

で倒れた，父さんも，うむむむ，よくないパピ，魂がね，ほら，弓－指－吹き，ほらね」などと話していました。兄の発言はそういうふうにしてどんどん理解できない音節と意味のない韻へと崩れていって，ときおりフレーズを交えながら，ぶつぶつとつぶやく状態になりました。まるで言葉のサラダ*のようで，時々分かることがあっても，それは不安になるような思考の断片でした。論理的に話をしようと何回か試みた後は，私は諦めました。私自身もまだ，前の晩に兄から電話で伝えられたニュースを自分の中で処理している最中でした。兄は「俺がギターを弾いていて殺したんだ」などと言っており，とても変でしたが，私はむしろ，人生で2人目の夫を亡くしたばかりの母親と，自分自身のことを考えていました。兄になにが起きているかは，まだそれほど心配していなかったのです。

　兄のHenryと私が両親の家，そして今は母だけが住む家に着くまでに，私はどうにか兄の振る舞いを気にせずにいられるようになりました。でも，私の若いころの人生の中でもっとも長かったあの日が終わろうとする頃には，私には兄が深刻に病んでいることがはっきりと分かりました。兄は精神病的で，統合失調症的だったのでしょう。それがなにを意味するかを，当時の私の家族も含めて，ほとんど誰も知りませんでした。でも，私は分かっていました。私は心理学を学ぶ大学4年生でしたので，症状があり，それに幻聴と妄想が混じっているのが分かりました。こうして，その週が終わるまでに，私は「家族の

---

*訳注　統合失調症患者の支離滅裂な会話の内容をそのように呼ぶことがあります

心理学者」になり,また兄ともっとも親密だったこともあって,兄を病院に入れる役割を与えられたのです。もっと正確に言えば,継父を 58 歳の若さで突然失って悲しみに打ちひしがれている家族から,兄を遠ざけておく役目と言えるでしょう。一族としては,葬儀をして,愛する人を埋葬しなければならないのですから,兄の精神疾患への対処には誰も関心を持てなかったのです。

　私はまず兄に,病気なんだから助けが必要だと納得してもらおうとしました。でも,よくご存じのとおり,完全に失敗しました。残念ながら,私はまだすべての点で駆け出しでしたので,いきなり強制的治療を受けさせようとしました。ところが,救命救急室(ER)の精神科医に話をしてもそれを受け入れてくれなかったのです。その際の応答は次のようになりました。

　ER 精神科医「お兄さんは誰かを傷つけようとしていますか」

　私「いいえ」と本当のことを答えました。

　ER 精神科医「自殺の恐れがありそうですか」

　私「いいえ」

　ER 精神科医「それでしたら,いま私にできることはなにもありません。もしお兄さんが自身や他人に対して危険なことをするようなら,また電話してください」

　兄と私はその週を通じて堂々めぐりをしていましたが,私がニューヨークへ帰るときにも,彼はまだ人生で初めての精神病エピソードに苦しんでいました。1ヵ月ほどして,親族が皆帰った頃,母から電話がかかってきました。これは,その後に何度となく受けることになった電話の最初の1本でした。母は

「急いで戻ってきてちょうだい。Henry がおかしいの。入院させないといけないわ」と言ったのです。

アリゾナに飛んで戻り，今度はもっとうまくやろうとしました。兄は自殺について話していたのです。私は警察に連絡し，兄が精神を病んでいて自殺しようとしていると伝え，警察は兄を病院へ連れて行きました。ところが，兄は3時間後には自宅に戻っていました。彼は怒って，傷ついて，裏切られたと感じていました。兄は「自分の兄貴のために警察を呼ぶなんて，どういうことなんだ，俺はお前からなにか盗んだか，俺はお前を傷つけようとしたのか」と言ったのです。

さらにまずいことに，自分には問題がないと認められたと兄は思ってしまいました。「それみろ，俺はどこも悪くない，精神科医でさえそう言っている」ということです。

警察が自分の身柄を確保したきっかけは，自殺したい気持ちについて話したことだと兄は素早く理解し，そのことさえ口にしなければ入院させられることはないと分かったのです。実際にその通りでした。

兄と夜も更けて話し込むうちに，もう一度試さなければいけないと思いました。なにをするかを兄には伝えずに，次の晩もまた警察を呼びました。兄が精神を病んでいて，自殺するかもしれないと伝えたのです。そのとき兄はかなり飲酒していましたが，そのことは伝えませんでした。警察が来たときに，私は母と一緒に寝室に閉じこもって，兄が玄関に出なければいけないように仕向けました。これは，私がその晩に犯した多くの過ちの1つです。幸いに，兄は警察に穏やかに応対しましたが，そう仕向けたことで生じた兄と私の人間関係の傷が癒されるま

でには，とても長い時間がかかったのです。

　良かれと思ってやったのですが，やらなければ良かったような多くの過ちをしました。しかし，その中には賢明な行動もありました。例えば，最初に入院させようとしたときに，兄が病院から返されてきた後に精神科医と話をしたことなどはそうです。でも，深刻な過ちがいくつもありましたので，ここでお伝えしておけば皆さんの参考になるでしょう。

なにを私がすべきだったか

　最初の過ちは，兄にセラピストと話をするように勧めなかったことでした。兄はその前年からうつ病でセラピストに通っていました。私はそれを知っていたにも関わらず，すでにあったその結びつきを利用しようとしませんでした。兄がセラピストのRoyを好ましく思っているのは知っていたので，まず彼に連絡をしてアドバイスを仰ぐべきでした。理想を言えば，兄に「Royと会って父が亡くなったことを話してくれば……」と提案するだけにして，「精神を病んでいて病院に行かなければいけない」という問題には一切触れずにいても良かったのです。でも，そのときの私は，兄がどう考えているのかまで配慮できず，家族の精神科医を演じていただけでした。

　強制的入院の路線を進めると決断したのなら，まず精神保健の専門家が家まで来て，兄の状態を評価してくれるような危機介入チームについて調べるべきでした。そのかわりに，私はいきなり警察に電話をしてしまいました。

　ここで，私が自分を厳しく責めようとしているのではないことを明らかにしたいと思います。なんといっても，私にはなに

もかもが初めてのことだったのです。あなたも同じだとすれば，自分に厳しく当たらないで良いのです。私が兄との関係の中で罪悪感を抱いたのは，自分の過ちから学べなかった時だけです。

　私が犯した最大の（まったく，恐ろしくなるような）間違いは，警察が2度目に来たときに，兄に玄関扉を開けて応対させたことです。兄はそのとき，精神病的で妄想がありました。今でこそ警察も精神疾患を抱える人に対処するための訓練を受けた人が増えてきていますが，当時はそうした人はごく少数でした。あの晩，もしも兄がびっくりして妄想的な話を始めて，警察官に危害を加えるような素振りを見せたら，とんでもない悲劇が起きた可能性だってありました。警察官たちが危険だと感じたら，拳銃を向けて，地面に伏せるように命令したでしょうし，混乱して現実がほとんど分からずにいた兄は，おそらくその命令に従えなかったでしょう。

　兄に応対させるのではなく，私が家の外まで出ていって警察官に会って，兄が精神疾患で，犯罪歴はなく，自分以外の人を傷つけようとはしていないことを説明するべきでした。そうすることで，警察官たちが今から接触するのが周囲から愛されている人間だと伝えられたでしょうし，対応によく気をつけてほしいと頼めたのです。でも，私はいずれのことも伝えられませんでした。あの晩が何事もなく済んだのは，私にとっては本当に幸運だったのです。

　そして，警察官と救命救急室に到着したときですが，そこで兄が自殺したい気持ちを否定し，帰されないためには，私が精神科医に電話して状況を説明すべきだったのです。私が兄に付

き添えばなお良かったでしょう。ここでも,私は幸運でした。玄関扉を開けたら数人の警察官が自分を「逮捕」しようとしていた状況に兄は動揺していて,精神科医への話の中で,自殺したい気持ちがあった事実まで隠そうとはしなかったようなのです。

兄が入院してからも,私は第2章で書いたようなよくある過ちを犯しました。それまでのことの全てで疲れ果ててしまい,休むことにして,関わりをやめてしまったのです。

制度そのものが精神保健の専門家と患者の家族との間に壁を作るようになっているのです。

それでも家族の集まりに行ったり,兄のところも訪れましたが(何回行っても,兄は私と話すのを拒否しました),兄の治療チームと連携したり,退院計画に参加したりはしませんでした。それには私の未熟さもありましたが,制度そのものが精神保健の専門家と患者の家族との間に壁を作るようになっているためでもあったのです。

家族ができるもっとも大切なことの1つに,積極的な姿勢を崩さず,その人の担当の精神保健サービス提供者との連携を保つことがあります。それは,その人が入院している場合でも,数週間か,もっと間隔を開けての通院でセラピストへ通っている場合でも同じです。兄のHenryの主治医と担当ソーシャルワーカーに会ったとき,母と私は退院計画について尋ねるべきでした。そこで,なにがうまくいきそうで,なにはだめだと自分たちは考えていたのかを彼らと共有すべきでした。あのとき,自分たちの見るところでは,兄が自分は病気だとは思って

いないという点を伝えることがもっとも大切だったのです。そして，母と私は専門家たちに次のような質問をして，しっかりとした説明を求めるべきでした。その際の質問は「兄が自分は病気だと思っていないとすると，先生の処方箋と外来予約でどんな効果を期待できるんでしょうか」となるでしょう。

兄は自分のセラピストだったRoyのところにまた通うことを同意しました。ここでも私は，このセラピストと積極的にコミュニケーションを取れるようなつながりを作ろうとはしませんでした。例えば，セラピストのところに私も行って，入院の原因について私の見方を説明しても良いかと兄に尋ねたりもしませんでした。退院して数日で兄は薬をやめてしまい，数週間もすると，Royのところへも通わなくなったようでした。後者については，私がRoyと連絡をとっておらず，兄の話からだけでしたので，はっきりしませんでした。そのころの兄は，私が兄の人生に介入したり，兄を病気と言ったりするのをやめてもらいたいと思っていました。ですから，彼のセラピストと話をさせてくれと頼んでも，まず乗り気ではなかったでしょう。でも，問題なのは私がそれを試みようとさえしなかった点です。

そして，ようやく，私がこれを試みようとしたとき，あなたも直面した，またはこれから直面するであろう問題にぶつかりました。誰も私に話をしてくれないのです。特に医療保険の相互運用性と説明責任に関する法律（HIPAA）が新しく施行された昨今は，精神保健の専門家たちが「あなたの兄弟が私の患者かどうかさえ言えないのですから，あなたと話をするなんて論外なんです」などと言うことがますます増えてきています。

これでは思わず叫びたくもなるでしょう。でも，この障壁は悪意からではなく，乗り越えられないわけでもありません。

あなたが家族でしたら，あなたの見解や心配をあなたが話す分には，守秘義務の法律に違反しない点を思い出してもらいましょう。

あなたが家族でしたら，医師－患者関係の決まりに反することなく，あなたが観察して分かったことを医療サイドと共有できます。もしその誰かがお話しできませんと言ったら，次のように言いましょう。

「できない点があることは分かっています。でも私がお願いしているのはそういうことではありません。受け持ちかどうかを確かめたりもしません。私が見て分かったことや心配なことをお伝えしたいのです。1分ほど聞いていただければいいのです」

セラピストが聞くことを禁止する規則はありません。このように試してみれば，コミュニケーションの少なくとも一方向については道が開けると分かるはずです。もう1つの方向，つまりセラピストから話をしてもらうためには，さらなる段取りが必要になります。

前にも述べたように，セラピストは前もって守秘義務の限界を明示しておくことで（あなたの家族にもときどき様子を聞いて，あなたの状態をどのように思っているのかを知りたいと思います。そして，あなたの病状が悪化した場合には，私がご家族にお話しして，協力を仰ぐかもしれません），このような協力体制を整備できるのです。考え方の基本は，医師と家族の間

で一定のコミュニケーションがあると患者が承知しているのなら，守秘義務違反にはならないということです。深刻な精神疾患の場合は判断力と病識がかなり障害されている場合もあるので，ルールもそれに合わせて少し変えないといけないでしょう。それだからこそ，お互いによく話し合い，チームとして取り組まなければいけないのです。

　家族が治療チームと共に積極的に取り組むと，ケアの質が向上します。自慢できることではないかもしれませんが，家族が熱心に関わると，ほとんどの医師やセラピストはより責任を感じるようになります。さらに良いのは，共同でやれば，孤立して取り組んでいるときよりも，病気の悪化を早く察知し対応できるようになることです。

　私が講演をする際には，「治療の三角関係」を築くことがいかに大切かを話します。これは，関わっている家族，本人，そして精神保健の専門家のチームワークが大切だという意味です。この3者が一緒に取り組めば，安定化や回復の可能性がずっと高くなります。治療チームを構築するにあたっては，前述したことも含めて，よくあるいくつかの障壁を乗り越えなければいけませんし，その中には「相手側」への陰性感情のような，あなたの個人的な障壁もあるのです。

　例えば，あなたがセラピストでしたら，患者の家族が自分の仕事を妨げるかもしれない，という先入観に打ち勝たなければなりません。私がかつて持っていた誤った考え方の1つには，患者の家族からの電話は愚痴を言ったり，ただで治療を受けようとしているためだというのがありました。こんな考え方はまったく自慢にもなりませんが，とても長い1日をやっと終えよ

うとしているときに，誰かの家族が電話してきて，病気で自分たちの生活がどれほど大変なのかを私に話そうとするときなど，そんな考えが頭に浮かぶのです。

　もちろん，それは分かりますし，共感もしますが，そこがポイントなのではありません。問題は1人よりも多い患者を抱えていれば（誰もがそうなのですが），すべての患者の家族にこんなふうに対応する時間を取るのは不可能だという点です。そして学んだのは，私がやれる限界を説明し，ストレスに満ちた家族に支援を求めるように提案すると，本来我々が話すべきことに焦点を戻すことができるということです。その家族が専門的な支援を求めないなら，私はNAMIのミーティングなどに参加して，同じような体験をしている人々からのサポートを受けるように強く勧めています。

　あなたが家族でしたら，対応の良くない（例えば電話を折り返さない，あなたと話をしない）セラピストは診療をしていないと誤解するかもしれません。それが間違いだとは言えませんが，私の経験からは，そのような推測はほぼ正確ではありません。ほとんどのセラピストが（看護師，ソーシャルワーカー，博士，心理学博士，そして，医学博士でさえ），こうした対応の仕方になるのは，彼らが診療しているからです。彼らはその職業を選択したのは，私のように，その仕事が彼らにとって個人的に意味があるからで，彼らは援助をしたいのです。しかし，そうだとすると，なぜ彼らは時に診療をろくにしていないように見えるのでしょうか。

　簡単に言うと，その理由はだいたいが「燃え尽き」です。ですから，あなたが電話をするなら，問題を具体的に絞り込んで

話すと彼らの助けになります（「再発の警告サインに気がついたのでお伝えしたいのですが」「退院計画について心配です。なぜなら……」など）。

　愚痴を言うために電話を掛けないでください。友人，親戚，またはあなた自身のセラピストにそのようなサポートをしてもらいましょう。

モバイル危機介入チームを探して利用する

　医師と連携しながら取り組むのが解決策としてはベストですが，それがいつも可能とは限りません。あなたが助けようとしている人が成人で，これまで強制的治療を受けたことがなく，しかも医師の診察のための受診も拒否しているのでしたら，相談する人が誰もいないと感じるかもしれません。そうした状況でも，あなたは1人ではありませんし，相談するところも警察だけではありません。兄のHenryが初めて強制的治療を受けることになったときの私の状況は，まさにそうでした。そのときの私は利用できなかったのですが，精神科治療病棟を持つ病院には多くの場合，モバイル危機介入チームがあるのです。そうしたチームは修士レベルの心理学者，ソーシャルワーカーや看護師で構成されていることが通常で，自宅まで訪問してくれます。救急救命士と同じように，彼らは精神科救急室の医師と密に連絡を取っています。モバイル危機介入チーム*は，病状を判定し，外来治療へ紹介し，もし必要と判断したら入院させるための訓練を受けています。あなたのコミュニティにモバイ

---

　*訳注　このようなチームは，日本にはほとんどありません。

ル危機介入チームがあるかどうかを知るには，地元の病院に連絡し，精神科救急室に取り次いでもらいましょう。普通は精神科の看護師か，そうでなければ待機中の精神科医が対応しますので，その人の様子が心配だと説明して，どんな支援が得られるかを尋ねましょう。精神科の看護師や医師でしたら，モバイル危機介入チームがあるかどうかと，ある場合にはどのように連絡を取れるかを教えてくれるはずです。教えてもらった電話番号は医師や緊急連絡先のリストに書き加えておきましょう。いざとなればモバイル危機介入チームがあると知っているだけで安心できるときもあるのです。

　そのときに，あなたの地域にあるその他の外来診療サービスについても教えてもらえるはずです。その人の様子がまだ重大な危機といえるほどではなくても遠慮する必要はありません。精神科救急室もしくは他のどんな精神保健機関へも自由に電話をして良いのです。緊急での治療の真っ只中にいる誰かの邪魔になってしまうのではないかという心配は無用です。取り込んでいる状態なら，先方からそう言って，後でまた電話をかけ直すように言ってくるでしょう。私が研修中に精神科救急室を担当していたときには，救急室で患者の病状評価をしていたのと同じくらいの時間をそうした電話対応に当てていました。

警察に連絡して危機介入チーム（CIT）に依頼する[*]

　もし警察に電話をしたら，電話が今つながっているその部門（大都市部門，地方の保安部門，ハイウェイ・パトロール部門

---

[*]訳注　日本ではこのようなシステムは確立されていません。

など）に危機介入チーム（CIT）があるかどうかを確認しましょう。今では多くの部門がCITを持つようになっていて，この本が書店に並ぶころにはその数もさらに増えているはずです。訓練を受けた危機介入チームに対応を要請しましょう。

　危機介入チームの警察官は犯罪行動と精神疾患を区別する方法を訓練されています。さらに重要なことに，精神病のために興奮している人とどのようにコミュニケーションすると効果的かの訓練を積んでいます。LEAP Instituteでは，米国各地でCITの警察官のために追加のトレーニングセミナーを行ってきました。このセミナーでは教本を読み，講義を受講し，ロールプレイをするなど，40時間も多くの講習が行われます。私は，この追加講習を進んで受けようとする警察官は，思いやりと理解力があり，精神病症状や被害妄想あるいは単におびえている人を落ちつかせるためのスキルを身につけていると思います。彼らは現場では，まず安全第一で行動しますが，一方で，精神疾患を抱えている人への対応では，話をよく聞き，落ちつかせた上で，病状評価を行うという点もよくわかっています。

病状評価

　その人を病院に連れて行くか，モバイル危機介入チームまたはCIT警察官を呼んだら，すぐに病状評価やその指導をした医師との話し合いを求めてください。後からではなく，できるだけ早く主治医と話し合うことが大切な理由はいくつもあります。第1の理由は，すでに説明しましたが，その人が必要な治療を受けられるように，あなたは医師たちとチームを組もうとしているのです。現状では重度の精神疾患には治癒ということ

はないのですから,その人のことをよく知ってもらわなければならない人たちとのネットワーク作りは大切なのです。

　主治医と早く話し合った方が良いもう1つの理由は,ちょっと皮肉めいているようですが,現実的なことなのです。病院で働く医師はすべての人々に十分な時間を使って対処する時間がないことがあります。もしもあなたが精神保健の専門家でしたら,話し合いをしておくことで,主治医はあなたのことを認識して,対応してもらいやすくなるでしょう。あなたが家族でしたら,翌朝にもう1度話し合いの依頼の電話をかけるように言われるかもしれません。どちらにしても,話し合いを先延ばしにしないほうが良いでしょう。事故や心臓病のような身体疾患が急変した場合と同じように行動しましょう。そうした場合でしたら,間違いなく,主治医に診断,予後,治療の詳細を聞こうとしますね。その人の現状と今後の計画について尋ねてください。もし新しいことはなにも得られなくても,あなたがその人を大切に思っていて,今後の治療に責任をもってもらいたいということは主治医に伝わるでしょう。

　診断して最初の聞き取りを行う医師は,72時間を超えた強制的入院の手続きに際して,もっとも重要な役割を果たすことになります。3日間までの入院は多くの州で,民事法廷審問なしで認められます（入院手続きをする医師は,あなたの州の強制的治療の手続きをよく知っているはずです）。それ以上の強制入院を続ける際は,多くの場合,主治医が必要とする期間に沿って,裁判所から入院期間の命令が出されます[*]。

---

[*]訳注　日本では強制入院に関してのこのような裁判所の関与は,心神喪失者等医療観察法以外にはありません。

警察へ連絡する際に知っておくべきこと

　その人のことで警察を呼ぶなんて，あまりにも仰々しく，なにか悪いことのように思えるかもしれません。我々が警察を呼ぶのは，普通は犯罪行為が行われたときです。でも，その人が行動をコントロールできなくなっている状況でも，警察を呼ぶ必要があるかもしれないのです。なぜなら，そこにいる人々が行動をコントロールできなくなっている状態に対応する訓練を受けているのが警察だからです。

　ですが，すべての警察署において危機介入チーム（CIT）の訓練を行っているわけではありません。もしあなたの地元の警察署がそうでなかったら，テネシー州の Memphis 警察署に連絡を取って，彼らの危機介入プログラムについて教えてもらったり，先ほど第12章の注13で紹介したウェブサイトにアクセスしてください。Memphis 警察署の CIT プログラムは，1999年にホワイトハウスでの会議で，精神疾患のある人を「犯罪者にしない」ためのモデルシステムとして承認されました。資料を請求し，それをあなたの地元の警察に渡すと良いでしょう。

　1980年代初期に私が兄のことで Tucson 市の警察に電話をしたときに，彼らがそうした特別な訓練を受けていたのは幸いでした。ですが，兄を病院へ連れて行くために警察の助けを求めようとするたびに母は私に腹を立てました。母は兄をかばい，警察に頼むと兄をなにか犯罪者にするような感じを持ったのです。

> もしあなたの5歳の子が通りに飛び出したら,その子を抱き止めて制止するでしょう。それでその子がかんしゃくを起こし,あなたに手を出そうとしたら,きっとあなたは,その子を子ども部屋へ入れてしまうでしょう。

そのときに私が母に話し,その後に多くの家族や精神保健の専門家たちにも話してきたのは次のようなたとえです。もしあなたの5歳の子が通りに飛び出したら,その子を抱き止めて制止するでしょう。それでその子がかんしゃくを起こし,あなたに手を出そうとしたら,きっとあなたは,その子を子ども部屋へ入れてしまうでしょう。成人だと,物理的にこうはできません。でも,警察ならできるのです。

> 私の経験では,警察官は大抵,精神疾患がある人に配慮し,敬意をもちつつ,病院へ移送してくれます。

私の経験では,警察官は大抵,精神疾患がある人に配慮し,敬意を持ちつつ,病院へ移送してくれます。もしあなたが,地元の警察が重度の精神疾患のある人への理解や心配りを育むために必要な訓練を受けていないと感じるのでしたら,警察署長,保安官,もしくは警察本部長といった人たちに連絡し,Memphis警察署が採用しているモデルを学ぶように提案すると良いでしょう(www.NAMI.orgに情報があります)。

警察を呼んだとしても,その人は病院に連れて行かれることに抵抗することがよくあります。しかし,必ずしもそうとは限らないのです。警察が到着したものの,一見したところ何事もなく,普通で,落ちついているように見えるために手の出しよ

うがないという状況も起きます。私はモバイル危機介入チームで働いていたのですが，このような突然の落ち着きを「救急車回復」と呼んだものです。

そう呼ぶようになったのは，ある日，24時間営業のコンビニエンスストアで声の限りに脅し文句を叫んでいた統合失調症の男性を評価したときからでした。男性は，店員が彼のことをスパイしていると言って非難し，やめるようにと要求しました。その人には妄想と幻聴があって，到着した我々にそれについて話しました。

病院にいる精神科医と無線で相談した後で，男性には72時間の観察入院が必要だと全員が一致しました。ところが，病院に搬送するための救急車が到着するころには，明らかに落ちつき，病院に着いて，救急治療室の精神科医の診察を受けるころになると，それまでのことをすべて否認しました。幻聴や被害妄想的な恐怖を話せば医師の判断で入院手続きが取られてしまうと分かっていたのです。彼は自分が病気だとは思っていませんでしたし，入院したくもありませんでしたから，入院手続きにつながると分かっている話題は口にしませんでした。

幸い，一緒に取り組んでいた精神科医たちは私たちの判断を信頼してくれて，物事を性急に決めませんでした。救急治療室で3時間が経ったころ，男性は再び興奮し始めました。幻聴の声に向かってぼそぼそと呟き，事務員が面接室に盗聴器を仕掛けたのではないかという心配を口にし始めたのです。

もし，その人が警察が到着するころまでに落ちついていても，必ず，起きたことすべてを詳細に警察に説明しましょう。怖いことがあったのなら，遠慮せず伝えてください。家具が引

っくり返され，皿が割られたのなら，警察が到着する前に元に戻してはいけません。警察官には今から向き合う相手には深刻な精神疾患の病歴があり，あなたがその人の安全をとても心配していることを必ず伝えてください。もし警察側から病院への移送が提案されなければ，それを行ってくれるようにあなたが頼むのです。警察官がそれを拒否したら，彼らの上司と話をさせてほしいと言うと良いでしょう。

　警察に電話を掛けるときに役立つアドバイスをいくつかご紹介します。

・CIT警察官に対応してもらえるように，必ずはじめに要請しましょう（その警察部門にはそうしたプログラムがまだないかもしれない点を考慮しながら話をしましょう）。
・すべてではないですが，ほとんどの警察官は精神疾患のある人への対応法を訓練されている点を忘れないでください。
・現場へ警察官を派遣する指示を出す人には，精神疾患のある人が関わるケースだということをしっかりと伝えましょう。そうしておけば，警察官にとって，どんな状況に立ち入ろうとしているのかがあらかじめ分かります。
・可能でしたら，あなたが玄関に出て，その人が今どこにいるか，なぜ心配なのか，そして警察官が家に入ったときにどんな行動が予想されるかを説明しましょう。
・その人がなんらかの武器を持っているかどうかを必ず伝えてください。武器を所持していなければ，警察官の心配も減って，その人の安全を第一に考えられます。武器を所持している場合には，警察はそれを知っている必要があります。

・その人がなにか物を投げたり壊したりしているのでしたら，警察が来る前に片づけないでください。その人による破損物が，警察官が確認できる唯一の病気の徴候であるかもしれないのです。

　最後にもう一度いいますが，その人のことで警察を呼んで力を貸してもらわなければいけない状況になっても，「ひどいことや不適切なことをしたのではないか」と自分を責めないでください。警察が重度の精神疾患のある人に対応するのは通常のことなのです。そして，あなたは1人ではない点も忘れないでください。本書の最後に掲載されている治療資源の項には，精神疾患に対処している家族を援助してくれる組織を挙げてありますし，それらのウェブサイトにはあなたとよく似た状況にあった人たちがどのように対処してきたかの個人的な体験談が紹介されています。

第14章　強制的治療の後にどうするのか

　強制的治療を求めたのがその人のために最善だったと信じていても，きっとあなたは複雑な思いを抱いているでしょう。あなたは，その人が病気で，少なくとも当面は服薬を彼に強いることが避けられず，それがおそらく改善のための唯一の道であることを理解しています。

　それでも，その人はあなたがしたことで裏切られた気持ちになり，あなたがなぜそうしたのかについての話し合いに応じようとしないかもしれません。さらに，あなた自身がその人の言う通りだと感じてしまうかもしれません。あなたとその人のどちらか一方でも，あなたがまるでキリストを裏切ったユダのように振る舞ったと考えている限り，協力関係も治療合意もできません。これがその人の裏切られたという思いへの対処が重要である理由の1つです。もう1つの理由は，もちろん，信頼を取り戻し，関係性を維持するためなのです。

　入院して最初の数日間は，その人があなたに対して怒っていたとしても当たり前でしょう。自分が病気だとは思っていないのに，誰かが警察を呼んで精神科病棟に強制的に入院させられたら，あなたは怒らないですか。私だったら怒り心頭です。怒っているだけでなく，その人の病気はおそらく悪化しているのですから（そうでなければ，あなたがそうするはずがありません），あなたがその人と意味のある話し合いをするのはとても無理でしょう。

> それでも，あなた自身の負担になりすぎない程度に，できるだけ多く病院を訪れることが絶対に必要です。

　でも，だからと言って病院に行かないほうが良いのではありません。ときには，病院のスタッフが，その人の症状があまりに重い時期に会うとあなたが心を乱すのではないかと心配して，少し待つことを勧めるかもしれません。また，その人があなたに会おうとしないかもしれません。それでも，あなた自身の負担になりすぎない程度に，できるだけ多く病院を訪れることが絶対に必要です。なぜなら，強制的に入院させられた人々の多くは，家族が自分を追い払おう，あるいは見捨てていると思っているからです。もしも毎日のように病院を訪れていれば，それがほんの5分で「元気かい，心配しているよ」と声をかけるだけだったとしても，追い払おうとか見捨てられているとは思わなくなるでしょう。

　いったん ER から返されてきた後に，兄の Henry は初めて本格的に入院になりましたが，私が病院に行っても話をしてくれませんでした。私は初めて病棟に足を踏み入れたときのことを覚えています。兄はデイルームにあるテレビの前に座っていました。近くに行って「やあ」と声をかけましたが，兄は怒りのこもった視線をちらりと向けただけで，立ち上がって自分の部屋へ戻ってしまいました。看護師に頼んで彼を呼んでもらおうとしましたが，看護師は兄が私とは話したくないと言っていると述べて，今日は帰ったほうが良いと勧めました。

　それからの2週間，私は何度も通いましたが，行っても大体はデイルームに座って新聞を読んでいるだけでした。病院まで

運転する道のりは長くて，どうせ行くなら少し長くいようと思いました。でもむしろそれ以上に，こうなってしまったことへの罪悪感があって，私がそこにいる間に，兄が部屋から出てきて話し合うことに同意してくれるのではないかと願っていたのです。

やがて兄はそうしてくれました。そして，そのときに私は謝るだけの分別がありました。これまで述べたように，私は愚かな過ちをしてしまったのですが，このときの謝罪は彼の入院によって傷ついた2人の関係を修復する上でとても重要な一歩となったのです。

病院に行くことを私が勧めるのは患者の家族としてだけでなく，兄が入院したような病棟のいくつかで働いていた中で得た体験に基づいています。私には家族が病院に訪れないときに患者たちがどのように反応するかが分かっています。裏切られたという思いがいかに容易に強まるか，そして退院後にそれでなにが起きるかも分かるのです。

ですから，できるだけ規則的に病院に訪れるように努力してください。でも，この時期にはあなた自身のことも労わることを忘れないようにしましょう。病院に通うのがあまりにも大変で，参ってしまいそうなら，数分いるだけで良いのです。それでも，あなたがちゃんとそこにいて，見捨てていないことがその人に分かるのです。そして帰宅したら，リラックスして，映画をみたり，親しい友人と外食に出掛けたりしましょう。病院でなにが起きているかを考え続けていても誰の助けにもなりませんし，あなたやその人との関係にとっても害になりかねません。あなた自身がセラピストにみてもらっていないのでした

ら，自分の状況を相談できる人を探す良い機会かもしれません。全米精神障害者家族会連合会（NAMI）のような家族組織は，この点に関して特に大きな助けとなるでしょう。

　入院中なのか退院してからなのかはともかく，いずれかの時点でその人と今回生じたことについて話し合う機会を見つけなければなりません。あなたがなにをしたのか，それがその人にどんな思いを抱かせたのかについて話し合うのが大切です。この話し合いの際に，あなたがなんと言うべきかについての完璧な台本はありませんから，あなたが心から話しているのだということを伝え，これから説明することを話していきましょう。それは私が兄に言ったようにシンプルに話しても良いでしょう。例えば「警察に電話せずにはいられなかった。そうしなければ，僕自身がやっていられなかったんだ」とか，あるいは，「怒っていることも，裏切られたと思っていることも分かるけど，でもあなたを病院に入れなかったら，あなたを見捨てたようで，私が罪の意識にとらわれてしまう」などと言っても良いでしょう。

裏切りを誠実さに

　その人の中の裏切られたという思いについて話すときは必ずまず謝罪して，あなたがその人の気持ちを理解していると伝えることから始めましょう。「あなたがこんなことをする必要はなかったと思っていることや，私を怒っていることは分かっています。私がしたことで，あなたにどんなに辛い思いをさせたかについてとてもすまないと思っています。でも，どうして私がそうしなければならなかったのかを話したいのですけれど

も」などと始めると良いかもしれません。ここでは釈明というよりも謝罪の要素が大きいのですから、決して相手を責めたり、自分の行為を弁解したりしないように気をつけなければいけません。裏切られたと感じているその人の気持ちを認めつつ、あなたも自分の良心に従ったということを強調しましょう。

ここではあなたがやったことを謝罪するのではなく、それがその人の気持ちに影響を与えた点について謝るのです。

　皆さんの中には謝るという考えを前にして、躊躇する方もいるかもしれません。なんと言ってもあなたはその人の最善の利益のために行動していたのですから、それを謝る必要はないはずです。私もそう思います。ここではあなたがやったことを謝罪するのではなく、そのためにその人が辛い気持ちになったことを謝るのです。あなたや私でもそんな気持ちになるはずで、謝罪という形でそれについての共感を表すのです。

　お互いの関係を修復しようとする話し合いで、やるべきこと、やってはいけないことをここで示しましょう。

やるべきこと
（1）その人の中の裏切られたという気持ちを認める
（2）許してもらえるように頼む
（3）なぜそうしなければならないと思ったのかを説明する
（4）同じ状況になれば、同じ対応をしなければならないことを正直に話す

やってはいけないこと
(1) その人の中の裏切られたという気持ちを否定する
(2) すぐに許してもらえると期待する
(3) あなたのせいで,そうしなければならなくなったと,責める
(4) これからあなたがどうするのかについて,誤解を招くようなことを言う

　次に紹介する4つの主要ポイントを,その人にしっかりと伝えましょう。それは,あなたが残念だと思う気持ち,その人があなたを怒っていてあなたの考え方を分かってくれないのではという心配,なぜそのようなことをしなければならなかったのかという説明,そして許してもらいたいという呼びかけです。

1. 残念だという気持ち

　その人を「閉じ込めている」ことについて,残念だという気持ちを持つのはごく普通のことです。それは子どもの行動を制限する(例えば「自分の部屋へ行っていなさい」と子どもに言う)時に感じる残念だという気持ちとそれほど違いません。それがその人のためだとしても,気軽にやれることでもないし,それをやらなければならなかったことをあなたは残念だと思うのです。

　その人と話し合う際には,強制的にしなければならなかったのは残念だと思っていて,できればしたくなかったと伝えましょう。でも,本当はそうしなくなかったけれど,その人のせいでやらなければならなくなったのだと責めてはいけません。そ

んなことを言えばうまくいかなくなり，信頼は生まれません。そうではなく，あなたの気持ちを素直に話しましょう。自分は良心に従ってそうしたのだけれども，それでその人が辛い気持ちになると分かっていることをしたので，申し訳なく思っているということです。次の空欄に，強制的治療についてあなたが感じている残念だという気持ちと，それをどんな言葉でその人に伝えるのかを書いてみてください。

　あなたが陥っている板挟み状態について，その人に分かってもらうのに役立つようなことを，なにか書けましたか。少しの間，その人の身になってみて，書いた内容を読み返しましょう。もしあなたがその人だったら，その内容に良い反応をするでしょうか。それとも責められている感じがするでしょうか。その人が強制的治療をどう感じたのかを，あなたは理解できていると思いますか。

自分の思いや愛情からそうしたのであって，それが「正当」だからやったのではないという点を強調しましょう。

　単に事実だけを言えば良いのではないのです。「そうしなけ

ればならなかった。他にどうしようもなかった」などの言い方の代わりに「そうしなければならないと私は思った。他にどうしようもないと私は思った」と言いましょう。自分の思いや愛情からそうしたのであって，それが「正当」だからやったのではないという点を強調しましょう。このような方式で兄と話し合えるようになってからは，私は兄に次のように話しました。

　「僕もこんなことはしたくはなかったし，それで兄さんをこんなことにしてしまって悪いと思っているよ。兄さんが僕の考え方に同感しないのは分かるのだけど，どうか許してもらいたいんだ。こうしたのは，そうしなければならないと自分が思ったから，兄さんを守りたいと思ったからなんだ」

　そこからの対話はだいたい次のように展開しました。

　兄「俺のことを守りたいなら，警察なんて絶対に呼ばないはずだろう。まったく頭にくるな」

　私「そうだね，そんなことされたら，僕も兄さんと同じような気持ちになると思うよ」

　兄「それなら，なんであんなことをしたんだ」

　私「ああすると兄さんにとても辛いことになると分かっていたから，そうしたくはなかったんだけど，でも僕は怖かったし，兄さんは入院することが必要だと思ったんだ」

　兄「お前は精神科医たちに洗脳されたんだよ。俺にはどこも悪いところはないよ」

　私「兄さんの考え方は理解しているし，尊重もするので，僕の考え方も取り入れてくれないかな」

　兄「お前は，怖かったし，俺を助けようと思っていた」

　私「そうだよ。入院についての考え方が全然違うので，僕は

本当にすまないと思うんだ。でも，兄さんが僕のやったことが間違ったことだと考えていても，僕には悪気はなかったことは分かってくれてるでしょう。そう思ってるよね」

兄「それはそうだ」

兄が最終的に言ってくれた言葉に，私は安堵しました。

私がやったことのために兄が経験したことについて共感し，もっともなものだと分かち合うことで（「僕も兄さんと同じような気持ちになると思うよ」），兄が大切なことを理解するための扉を私は開くことができたのです。それは，病気に罹っているかの議論で兄と私のどちらが「正しいか」ということとは関係なく，それをするのが「正しい」と思ったから，そして兄を守りたいからこそ，私はやったのです。

2. なにが心配だったのか

その人に強制的治療を受けさせなければ，なにが起こってしまうのか，あなたが心配していたことについて説明してください。そして，その前に，その人があなたのようには心配をしていなかったことも分かっているという点を伝えましょう（「あなたがそんな心配をしていなかったのは分かっていたのだけど……」）。そして，なにをあなたが心配していたのかを聞いてみたいかどうかを尋ねましょう（「どうして心配していたのかを話してもいいですか」）。

あなたの心配を説明する際には，予想されていた行動について，その人を非難しないような言い方をするのが大切です。また，あなたの心配はその人のことをとても気にしていたからで，その人が好ましくない行動をしそうだからではないと言い

ましょう。以上の点を心に留めながら，あなたが心配していた点のいくつかを書いてみてください。それをその人と分かち合うことで，あなたがなぜそうしたのかを分かってもらい，お互いの関係の修復に役立てるのです。

　書いた内容を見返して，先ほどお伝えした「やるべきこと」と「やってはいけないこと」に照らしてみましょう。アドバイスに沿っていますか。相手側の立場になってみて，その内容があなたに向けて話されたらどう感じるのかを考えてみましょう。気遣ってもらっている感じがして，身構えずにいられそうなら，それで良いのです。

その人の同意を求めているのではありません。あなたが求めているのは，あなたが良心に従ってやったことへの理解と許しだけなのです。

3. やったことへの説明

　なぜそのようなことをあなたがしたのかを説明しましょう。あなたが警察（または危機介入チーム）に電話をかけたり，病院に連れて行くきっかけとなったのは，その人がなにをやったためなのかを思い出してもらいましょう。兄 Henry の場合は，死にたいと話していたことや自身を傷つけるのではないかと，それが私の心配でした。あなたがしたことへの理由を書き留め

る際には、責めたり怒ったりしている印象を与えたくないという点を忘れないでください。この話し合いでは、あなたがその人を強制的治療に持って行った理由を伝えようとしているのです。その人の同意を求めているのではありません。あなたが求めているのは、あなたが良心に従ってやったことへの理解と許しだけなのです。次の空欄にあなたが強制的治療のプロセスを進めた理由を書いてください。

―――――――――――――――――――――――――――――――

―――――――――――――――――――――――――――――――

　次になにをするかは、もうお分かりですね。書いた内容を見返して、先ほどの「やるべきこと」と「やってはいけないこと」に沿っているかどうかを確認しましょう。次に、相手側の立場になってみて、その内容があなたに向けて話されたらどう感じるのかを考えてみましょう。それらに反論したくなるでしょうか、それとも身構えずに聞いていられますか。

4. 許してもらいたいという呼びかけ

　ここでは、なぜあなたがそうしなければならなかったのか、どれほどその人を守りたいと思っていたか、そしてその人の許しがあなたにとってどれほど大きな意味を持つかを、その人に分かってもらいたいのです。その人が優位な立場に立つことを恐れないでください。つまり、あなたは自分の信念をしっかり守って良いのですが、あなた自身やあなたの判断を正当化しようとしてはいけません。なんといっても、あなたは勝ったので

す。あなたがふるった力を考えてみましょう。その人は，薬物をのむようにさせられ，自分の意思に反して入院させられたのです（強制的に入院させることなしに，強制的に薬をのませることはできませんね）。それを考えれば，あなたは寛大になれるはずです。あなたは許しを求めている，ただそれだけです。その人の言い分に注意深く耳を傾けて，その話がどこへつながっていくかを見定めましょう。

その人が今回の強制的治療についてあなたと話し合うのを拒否するようでしたら，あなたが伝えたいことをすべて手紙に書くと良いでしょう。

　たった1回の話し合いでうまくいくことを期待しないでください。あなたがどう思っていてなぜそうしたのかをその人が理解し，誤解を解くまでには，何回も話し合いを重ねなければならないでしょう。その人が今回の強制的治療についてあなたと話し合うのを拒否するようでしたら，あなたが伝えたいことをすべて手紙に書くと良いでしょう。たとえ話し合いがうまくいったとしても，先の4つの点を踏まえて手紙で改めて伝えると役立ちます。重度の精神疾患があるとしばしば物覚えが悪くなることがあります。あなたの説明と許してもらいたいという呼びかけを手紙に書いておくと，あなたが話した内容をその人が思い出す助けになるでしょう。

　ここまでにお伝えしたいくつかのポイントを踏まえていけば，その人が抱いている裏切られたという気持ちをあなたの苦境を理解して共感する気持ちへと変えることができるでしょうと述べて，本章を終えられればなによりなのです。でも，それ

は現実的ではないのかもしれません。その人があなたを許し，裏切られたという気持ちをなくして，あなたの考え方を理解できるかどうかは，それらのことを乗り越えていく力をその人自身が元から持っているかどうか次第なのです。でも，ここで紹介したアドバイスに沿ってもらえば，自分がしたことについてあなたの気持ちが楽になり，その人との関係の中でも対立を和らげられることは約束できます。

第 15 章　驚くべきこと

　きっと覚えておられると思いますが，本書の最初で述べた中の１つに，あなたの目標はその人に病気を認めてもらうことではなく，「病気じゃない」の次に「でも，援助はしてもらいたい」という言葉を追加してもらうことだということがありました。言い換えれば，本書で述べてきた技法は，病識がない精神疾患患者に病識をつけるためのものではなく，その人が治療を受け入れる理由を見つけられるためのものなのです。

　もしあなたの患者や家族が治療の受け入れまで，たどり着けたのでしたら，あなたは以前の好ましくない習慣に戻らないようにしなければなりません。例えばそれは，相手がそれを聞きたいかどうかを尋ねずにあなたの意見を言うことです。あなたは協力的な話し合いを始めたのですから，それを維持し，発展させなければいけません。精神疾患を持っている人に対して，つい「医者が一番よく知っている」，さらに「お父さんが一番よく分かっている」などと釘を刺したくなるかもしれません。でも，忘れないでください。そうしたいわゆる決まり文句は，あなたが助けようとしている人にはまったく影響力を持ちません。それは，これほど心を配りながら大切に築き上げてきたあなたとその人を結ぶ橋を，ただ破壊してしまうだけなんです。

　でも，あなたはそんなことはもうすべて知っていますよね。それでは，ここではなにが驚くべきことなんでしょうか。それは重度の精神疾患を持った人が治療を行っていて，本書で目指していたような関係性がその人との間で生まれ，その人が自分

の考え方が尊重されていると思い，あなたを信頼するようになると，その人には病識が芽生えてくるということなんです。

第 6 章で Kohut 医師との話し合いの中で紹介した Vicky さんを覚えていらっしゃるでしょうか。彼女ははじめは自分の双極性障害が「完治した」と信じていましたが，それでも lithium をあと 6 ヵ月続けて，その後に本人がそれをやめると決めたら，医師と一緒にそれをすることを同意しました。Vicky さんがこの約束を結べたのは，Kohut 医師が薬を続けるかどうかを最終的に決めるのは自分自身だと彼女に理解させることができたからで，それによって Kohut 医師は信頼を勝ち取り，彼女の気持ちを尊重していることを示せたのです。しばらくすると，薬の量を減らしたり，完全にやめたりするとなにが起きるかを，Vicky さん自身も理解できるようになりました。こうすることで彼女は服薬と症状がない状態でいられることとの関係について，本当の病識を得たのです。Lithium なしでいると自分が「疲れ果ててしまう」ことに気がつき，彼女は自分から薬物を再開したのでした。

Dolores さんは，頭の中で聞こえる声と大声で対話をしていたので，仕事を何度も失いました。はじめのころ，解雇されることと薬をやめることとの関連が Dolores さんにはまったく分かりませんでした。実際のところ，はじめは薬のために声が聞こえていると信じていたくらいです。長い時間がかかり，何回もの入院が必要でしたが，Dolores さんも薬をやめると独り言が多くなること，そうすると周囲の人から「おかしい」と思われやすくなることに気づき始めました。そして，Vicky さんと同じように，Dolores さんも自分が抱えている問題にどのよう

に薬物が役立つかが分かるようになったのです。Vicky さんはその問題を「双極性障害」とは呼ばず，「疲れ果ててしまう」と表現しました。Dolores さんは自分の問題を，幻覚があることではなくて，声に出して独り言を言ってしまうことだと認識しました。いずれにしても，これらの2人の女性は，それぞれが自覚した問題に対して，薬物がどのように役立つのかを理解するようになりました。そして驚くべきことですが，時間が経つうちに，これらの人々は自身の問題を，精神疾患としてみるようになったのです。その精神疾患という定義が，あなたが思っているようなものと正確に一致しているかどうかは分かりませんが。

　心理学ではこれを，変化のパラドックス（change paradox）と呼びます。誰かに考え方を変えるように迫っていた場合に，それをやめてみるとその人が自分から理由を見つけて変わっていく場合がよくあるのです。服薬を続けていて，これまで述べてきたような良い関係性を作れれば，Vicky さんや Dolores さんだけでなく，その他の患者でも同じことが起こるのです。信頼できる誰かと色々と相談する機会があり，その人が説教したり病気なんだからと言ったりしなければ，病識が生まれてくるのです。まず，服薬と好ましい成果との関係が分かってきて，その後に精神的な病気へと結びつくのでしょう。

相互の尊重と信頼に基づく関係性構築こそ，病識が乏しい人に精神疾患の治療を受け入れてもらうための鍵なのです。

　こうした実際の例でも十分に説得力があると思うのですが，これまで述べてきたような関係性を作ることで，重い精神疾患

を有した患者の病識欠如を改善できることを示した科学的な研究成果もあります。1998 年に British Journal of Psychiatry に掲載された Roisen Kemp 博士らの論文では，動機づけ強化療法（MET）の 6 回のセッションによって，その後 18 ヵ月にわたる追跡調査期間を通じて，薬物へのアドヒアランスと病識が改善したことが示されています。「否認」している人との協力関係を作ろうとする動機づけ強化療法を基盤にして，LEAP は作られていることを思い出してください。この研究は本書で述べてきた相互の尊重と信頼に基づく関係性構築によりアドヒアランスや病識が向上することを示す良い例の 1 つです。また，第 10 章で述べたように，薬物の領域においても新たな取り組みがなされているので，これらも病態失認と戦う上で役立つことでしょう。しかし，薬物についての取り組みがどのように進んだとしても，相互の尊重と信頼に基づく関係性構築こそ，病識が乏しい人に精神疾患の治療を受け入れてもらうための鍵であることに変わりはありません。

　批判がましいことを言わず，お互いが信頼できる関係性を作ることで，その人は治療についての自分なりの理由を見出し，やがて自分には精神疾患があることが分かってくるのです。それはあなたが家族であれ，精神保健の専門家であれ同じです。このような変化が出てくるまでには治療を 1，2 年続けていなければならないでしょうが，そのために得られることは，その人の人生の中で計り知れないほど大きいのです。

　けれども，前進するためには，あなたがチームの一員だということを忘れてはいけません。あなた自身が十分に休養をとって，体力・気力を充実させる必要があるのです。限界を超えて

頑張り過ぎると，気力が失われ，「燃え尽き」になる恐れがあります。「燃え尽き」は，精神保健の専門家たちが使う用語で，他の人の問題にあまりに長い間没頭してきたために完全に疲弊し切った状態を指します。ヘトヘトに疲れ切ってしまってはあなたの力を存分に発揮できませんし，その人や患者を重荷に思うことになりかねません。

あなたが家族でしたら，私も患者の家族の一員なので，ここで最後に伝えたいことがあります。その人が精神疾患への対応を学ぶために，あなたには，他のだれにもできないような援助ができるのです。あなたはその人の発病する前はどんなふうだったのかを知っています。それは病気の症状でしばしば覆われてしまっている，その人のもっとも大切な部分をあなたは知っているということなのです。その人が重度の精神疾患があっても，単に病人としてではなく，自分がどんな人間であるのかをあなたが分かってくれていると感じると，あなたに心を開き，学ぼうとしてくれるのです。

Henry と Xavier にとっての驚き

兄の Henry はついに精神疾患にかかっているという病識を持つことはありませんでした。それでも，母の葬儀を終えたのちの数日間，私が最後に兄に会ったとき，どれほど彼に慰められたかは言い尽くせません。それは言葉というよりもむしろ心の底から伝わってくるものでした。兄も同じように感じていたでしょう。たしかに，私達は言葉によって話し合ってきたのですが，兄との間の論争，兄への裏切り，そしてその後の和解は，お互いを尊重する中で可能になったものであり，それは言

葉を越えるものだったのです。

　私たちが一緒に過ごした最後の夜，兄の Henry は自宅へ帰る車の中で，自分をありのままの人として見てくれているのが分かると私に話してくれました。兄はとても優しく，スマートで，ユーモアがあり，洞察が鋭く（ほとんどのことについては），創造性豊かでした。確かに，発病してからはじめの数年は兄は私にとって悩みの種でした。そして私もまた兄にとってそうだったでしょう。その時期は，精神疾患に罹っているか，治療が必要かどうかを 2 人で言い争っていたのです。でもそれは，兄よりもむしろ私に責任があったのです。兄には人生を笑い飛ばす力がありました。私はそんな兄を見て，兄が好きで，兄もそれを分かっていたのです。

　なんのきっかけもなしに大笑いしたり，自分にしか聞こえない声と話をしたりするので，兄のことを皆が敬遠していました。でも，私はこの兄からたくさんのことを教わったのです。兄は野球のボールの投げ方や自転車の乗り方，そして謙虚であることの大切さを教えてくれました。一緒に成長する中で，日々の暮らしをユーモアと驚きで満たしてくれました（私が 5 歳の時などは，ほら，いま窓のところをサンタクロースが飛んで行ったよ，残念，見逃しちゃったね，と信じ込まされました）。その後にも，思いやり，忍耐，粘り強さ，そしてなによりも人を許すことを教えてくれました。次章に書いたように，兄が亡くなるまでの何年間か，兄と私は強い友情で結ばれていて，それはとても幸せな時間でした。

　Henry Amador がいなければ LEAP はできませんでした。LEAP は私だけで作ったものでも，Aaron（Tim）Beck 医学

博士達やさまざまな患者との共同作業で開発しただけのものでもありません．誰よりも Henry が LEAP を作り上げるのを助けてくれましたし，それがなければ，何年も続いた私と兄の間の親密さ，笑い，そして愛情がきっと失われていたでしょう．

次章は本書の最後ですが，そこではまず LEAP がどのような理論から生まれてきたかを詳細に記し，そして統合失調症への認知行動療法の最新の研究結果（これを LEAP も部分的に参考にしています），次いで暴力とアドヒアランス低下との関連性についての最近の研究をまとめてあります．そして，なぜ統合失調症だけでなくその他の精神病性障害においても，病態失認をその診断基準に加えるべきなのかを述べました．

最後に，兄の Henry のお話の終わりの部分を書きました．「終わり」という言葉はここでは適切ではないかもしれません．なぜなら，本書が読まれるたびに兄の物語は広がり続け，その思いやり，共感，優しさは，重い精神疾患を抱えた人々に届き，彼らが家族の元へ戻る援助をしてくれるからです．

パート IV

LEAP の理論，研究成果，そして実践的アドバイス

第 16 章　LEAP の理論と研究成果

　本書の初版では 2000 年に LEAP を紹介しています。しかし，LEAP が根差す心理療法の伝統はもっと古く，50 年も前からあります。LEAP に大きく影響を与えているのは，Carl Rogers の「クライエント中心療法」，Aaron T. Beck の「認知療法」，そして Miller と Rollnick の「動機づけ面接法」の 3 つです。

Carl Rogers のクライエント中心療法（1951，1959）

　LEAP の一部は，「積極的な傾聴」によって患者に変化をもたらすことができるという Rogers の考え方に基づいています。

　「本当のコミュニケーションが生じるのは……理解しながら傾聴するときです。これはなにを意味するのでしょうか。それは，相手の立場に立ってその内容や態度を理解すること，相手がどう感じていたのかを捉えること，その人の話していることからその人の判断基準に到達することなのです」（Carl Rogers: On Becoming a Person., Mariner Books, p.332, 1961.）

　ここでの主要な考え方は，セラピスト側の判断や評価は建設的なコミュニケーションの障壁になるということです。あなたがしっかり傾聴していればいるほど，あなたが相手についてあれこれ述べることは少なくなるのです。そして理解してもらったと感じた患者は，セラピストを信頼して心を開くのです。

私がクライエント中心療法から学んだ主な点は，専門家として指図をするようなやり方はやめるべきで，患者の考え方を尊重する気持ちをしっかり伝え，積極的に傾聴して共感を示すということでした。

Aaron Beck の認知療法（1979）

1979年の著書『うつ病の認知療法（Cognitive Therapy of Depression）』（岩崎学術出版社，2007）の中で，Aaron T. Beck は，特定の認知のゆがみが精神障害に結びつき，それを持続させることを強調しています。ところが，そうした特定の認知のゆがみ（スキーマと呼ばれます）を修正するには，ただ傾聴するだけでは足りません。Beck の認知療法が提供する技法の中には，コミュニケーションを活発にして，最終的には患者自身が治療に関わってもらえるようにする上で役立つものがたくさんあります。そこで，治療へのアドヒアランスの問題に取り組むときに，セラピストとしては次のことを実践すると良いでしょう。

・共同で取り組む姿勢をとる
・お互いに一致した課題を用いる
・薬物や治療のメリットとデメリットを調べておく
・その患者が自分から取り組みたい目標を設定する

認知療法から学んだ多くのものの中に，可能な際は構造化することの大切さがあり，例えば，ミーティングの最初に課題を設定するといったことです。ただし，それは柔軟なものでなけ

ればいけません。

　話し合いのための課題を設定しようとする際には，患者が出した話題を取り入れるか（例えば「警察が連れに来たことを，あなたはとても怒っていると今話していましたね。今日はそれについて話し合ってもよろしいですか」），あるいは患者の思いを取り入れる（例えば「薬は好きじゃないと言われましたよね。それについて話し合いませんか」）ようにします。

　話し合いの途中で質問することを忘れないでください。認知療法は共同で取り組んでいく治療法で，LEAP も同じですので，セラピストはなにが役に立って，なにはそうでないと患者が感じているかを頻繁に「探り」ます。重要な点として，認知療法では費用対効果分析を依頼者と共にできるだけ行いますが，この点は LEAP でも同じです。

動機づけ面接法（1991）

　「動機づけ面接法，または動機づけ強化療法（Motivational Enhancement Therapy：MET）は，人々が行動や考え方を変えるのを援助するアプローチで，William R. Miller と Stephen Rollnock が最初に開発しました。実はこのアプローチは，あらゆる心理療法に共通する重要な課題である「変わることへの抵抗」という問題を直接扱っているのです。MET ではこの抵抗は変化することへの両価性*の結果だと考えます。その第一の治療目標は，行動の変化を促進するために，依頼者に内在し

---

　*訳注　あることに対して，相反する感情や評価を同時に抱いている精神状態。

ている動機を増加させて,両価性を解消することになります」
(Hal Arkowitz, et al.: Motivational Interviewing in the treatment of psychological problems, London: The Guilford Press, Page ix, 2008.)

　動機づけ面接法では,セラピストはガイド役となって質問し,傾聴して,最終的には患者に情報を提供します。これから述べるように,LEAP は動機づけ面接法の主にはじめの2つの要素から影響を受けています。

　動機づけ面接法と同様に,LEAP の主要な目標は,その患者の意見がセラピストのものと違っているときでさえ,その人の自律性や意見を尊重することによって,協力しながら取り組める関係を作ることです。しかし,LEAP と MET の違いは情報の提供方法(意見を述べる,なにかを勧めたりや教えたりする)にあります。

　そこでの主要な考え方は,セラピストはガイド役になり(例えば相手が自由に答えられるような質問形式:open-ended questions を用いる),コントロールしたり指示を出したりせずに,治療過程により積極的に参加するように促すということです。従って,セラピストは次の点に努めることになります。

・説得するのではなくガイドする(自由に答えられるような質問形式を用いる)
・変わるための動機について評価する
・依頼者の自己効力感をサポートする
・その問題を解決しようとした今までの試みについて調べる

・変わろうとする準備があまりできていない場合は，仮の形で話をする
・両価性について一緒に検討を進め，行動を変化させようとする動機を高める

　MET から学んだものの 1 つに，指示をしないということがあります。LEAP ではこの点をさらに大きく進めて，こちらが意見を言うことは本当に気が進まないという姿勢を見せることを推奨しています。MET と同様に，LEAP でもその人がもっている物事の捉え方を利用し，深く根を張った考え方（例えば「私は病気ではない」という思い込み）は無視します。その代わりに，我々はその人が自分の中でなにかを変えたいとの思いに目標を定め，目標に向けて努力する中で，それらの目標を達成するために支援を求めることについての両価性を解消していきます。

まとめ

　Carl Rogers のクライエント中心療法でも，動機づけ面接法でも，患者の考え方や抱えている問題の理解を目標とすることによって，協力関係を築く過程を始めていきます。患者の考え方の理解は，LEAP のアプローチでも中心をなすものです。考え方を理解し，それを正確に伝え返すことは，対立関係を協調関係へと変える鍵だとされています。

　しかし動機づけ面接法は，Rogers のクライエント中心療法や Beck の認知療法と異なり，傾聴をしながら，両価性に取り組み，「チェンジトーク」を扱っていきます。チェンジトーク

は，その患者の変わることへの思い，変われる能力，変えなければならない理由，変えなければならない必要性に基づいています。

・その患者はなにを願っているのか（「あなたはなにを求めているのか」）
・その患者が持っている能力（「あなたはなにができますか」）
・変えなければならない理由（「どうしてそれをするのか，なぜ変えなければならないか」）
・変えなければならない必要性（「変えなければならないと，どの程度思っているのか」）

　一口に言えば，LEAP はこれら 3 つの治療法から次に示すツールや原則を取り入れています。
・Rogers のクライエント中心療法からは，協力関係を作る土台となる「理解して返す傾聴」を取り入れました。この技法の中心はこちらから意見を言わないということです。患者が話した内容に対して，求められないかぎり（できれば何度も繰り返し求められるまでは）意見を決して言いません。
・認知療法からは，協調して進める姿勢，課題設定，費用対効果分析を取り入れました。
・動機づけ面接法から取り入れたのは，変化のプロセスで主導権を握るのは最終的には患者だという姿勢，変化についての両価性を探ること，そしてこれがもっとも重要ですが，内的なもの外的なものでも動機づけ（または望み）となりうるような要因の見極めです。

お考えのように，LEAPはまったく新しい技法ではありません。その基本はすでに広く知られており，なかには「LEAPはまるで……みたい」と言う方もおられるでしょう。でも，そうした人たちは，剽窃したと私を非難しているというよりも，私が伝統を受け継いでいることに気がついているのです。

　米国のフォーク歌手であるWoody Guthrieは「This Land is Your Land」という歌を書きました。この歌はアメリカ育ちなら誰もが子どものころに習ったでしょう。彼はこの作曲で古いゴスペルの旋律を盗用したと時に非難されてきました。彼自身も，すでにあった旋律を借りていることを決して隠そうとしませんでした。彼は「新しいメロディーなんてない。全部使われてしまっているんだ」と言っています。

　人間心理や人間関係についての有益な考え方についても，事情は同じことだと私は思っています。LEAPは新しいアプローチですが，Guthrieの歌のようにすでにあるものに基づいています。それは，哲学的考え方，先ほどまとめて紹介した3つの治療法，そして常識なのです。LEAPは覚えやすく，日常生活の中で昔から確かだとされたものに基づいた方法なのです。頭に残り，忘れにくいメロディーのように，LEAPも一度覚えると，必要なときにいつでも思い出せることが分かるでしょう。

LEAPについての最近の研究成果

　次に，2009年6月に開かれたInternational Congress on Schizophrenia Researchで発表され，それについての抄録が国立精神衛生研究所(NIMH)が発行するSchizophrenia Bulletin

誌に掲載されました。これは Celine Paillot 博士によって発表されたものです。Raymond Goetz 先生と私は相談に乗って，その公表を一緒に行いましたが，研究そのものは Paillot 先生がパリ大学で博士課程で単独で行ったものです。これについて以下に紹介します。

前に述べたように，DSM-IV で統合失調症と診断される患者の多くでは，薬物治療を中止してしまったり，あるいは部分的にしか行っていないのです（Rummel-Kluge, 2008）。処方通りにきちんと抗精神病薬を服用しているのは3分の1程度に過ぎません（Oehl, 2000）。このような低いアドヒアランス（まったく，あるいは部分的にしか服用していない場合）は，症状の再発，強制入院回数の増加，病気の不良な経過，暴力や自殺の頻度の増加に関係することが明らかになっています（Amador and David, 2004）。低いアドヒアランスがこのような深刻な結果に結びつくことから，アドヒアランスを改善し，維持することを目的とした介入については，臨床医，研究者，さらに政策を決める立場の人々が大いに注目しています。

この研究の主な目的は，通常の介入法と比べて LEAP がどれほど有効かを評価することでした。この研究には，統合失調症と診断され，入院治療後にまさに退院しようとしている54人の患者が参加しました。患者は，それぞれ，LEAP あるいは比較のための治療法（基本的には前述した Carl Rogers のクライエント中心療法）のどちらかに無作為に振り分けられました。どちらの治療を受けているのかは，患者には知らされませんでした。

患者すべてが抗精神病薬の持効性注射製剤（定型または非定

型)を投与され,注射を受けたことが確認されるとコンプライアンスが良好とされ,注射を拒絶したか,または注射を受けるために受診しなかった場合にはノンコンプライアンスと評価されました。また,統合失調症の病識と治療への構えが,精神疾患非認識評価尺度：Scale to Assess Unawareness of Mental Disorder (SUMD),Birchwoodの病識評価尺度,薬に対する構えの調査票：Drug Attitude Inventory (DAI) の3つによって評価されました。すべての評価は患者がどちらのグループに振り分けられているかを知らない1人の評価者によって行われました。

その結果,Rogersのクライエント中心療法と比べてLEAPのほうが,変化への動機づけの改善,病識,治療へのアドヒアランスのいずれも良好であることが示されました。この研究によって,LEAPのほうが一般的な心理療法よりも優れていることが明らかになりました。LEAPはコンプライアンス,変化への動機づけ,病識,治療への構えを改善したのです。

この研究のデザインの強みは,無作為割り付けで,評価も盲検化されており,また,アドヒアランス評価の信頼性と妥当性がほぼ100パーセントだったことです。しかし,セラピストがLEAPを厳密に実践しているかどうかを測定していないこと[*],論文の責任者であるPaillot博士が唯一のセラピストとしてすべての患者の治療を行っていたことが弱い点です。このた

---

[*]訳注　LEAPのフィデリティに関しては,以下の論文を参考にしてください。Ihm, Mia A: A pilot of fidelity study of Listen-Empathize-Agree-Partner (LEAP) with Assertive Community Treatment (ACT) Mental Health Clinicians. Columbia University, 2012.

め，彼女にはそのつもりがなくても，患者がどちらの治療法に振り分けられたかによって接し方が異なり，結果にバイアスを生じさせていた可能性が否定できません。私たちは現在，このような研究を，さらに規模を大きくし，統合失調症に限らずさまざまな患者へと範囲を広げ，LEAPを使った介入が厳密に行われているのかを縦断的に評価し，セラピストにおいても盲検性を確保しながら，再び行おうと計画しています。

第 17 章　精神病に心理療法を行うべきか

　すでに第 1 章で書きましたし，それより前に Schizophrenia Magazine[14]のコラムにも書いたのですが，統合失調症にかかっている人の約 50% は，自分が精神疾患だと理解することに大きな困難があります（すなわち病態失認の症状があるのです）。そして，この認識の欠損は前頭葉機能障害と結びついています。ですから，病識は時間が経ってもそう簡単には改善しません。

　これを裏づけるデータは十分検証されてきており，10 年前には北米の医師や精神保健の専門家たち皆が使っている診断マニュアルに，このことが述べられています（DSM-Ⅳ-TR 精神疾患の診断・統計マニュアル，医学書院，p.298, 2003. を参照）。

　また，前にも書いたように，統合失調症や双極性障害に罹っている人の多くが，薬を拒否するか，処方のほんの一部しか服用していません（50 ～ 75% でそうだと推定されています）。

（注14）　本章とその後のいくつかの章では，Magpie Publishing 社（www.szmagazine.com）が発行する Schizophrenia Magazine に私が書いているコラムから抜き出して再掲した部分があります。Magpie Publishing 社は，ここに引用することを快諾してくれました。Schizophrenia Magazine は，情報満載で，患者とその家族，また臨床家にとっても発見と刺激がいっぱいです。ぜひお勧めします。私がコラムを執筆しているからだけではありません。実際に，私がコラムを引き受けている理由もただ 1 つで，この雑誌を高く評価しているからです。また，私は編集委員の 1 人として無償で編集活動にも携わっていますが，それも，そこに時間を割くだけの価値が十分あると感じているからなのです。

そして、病気だと理解して薬を指示通りにのんでいる人でも、すべてが治療に反応するわけではなく、部分的にしか反応しないことも（幻聴はなくなっても妄想は持続しているなど）あります。多くの人々が薬物を拒否したり、治療に必要な量よりも少ない薬しか服用していなかったり、指示通りに服用していても必ずしも常に効果があるとは限らないとしたら、私たちにはなにができるのでしょうか。

多くの人々が薬物を拒否したり、治療に必要な量よりも少ない薬しか服用していなかったり、指示通りに服用していても必ずしも常に効果があるとは限らないとしたら、私たちにはなにができるのでしょうか。

　本章の表題は質問形式にしてありますが、精神病に罹っている人すべてではないにしろ、その多くに心理療法を行うべきだということに疑いの余地はありません。本章では、精神病に対する認知行動療法（CBT）についての研究のいくつかを紹介します。そして認知行動療法の近い親戚とも言える「動機づけ面接法」についても簡単に説明し、さらに、この２つの技法が臨床的な有用性がしっかり裏づけられていることを述べたいのです。その有用性は薬物のアドヒアランス向上、病識のなかのある側面の改善、いくつかの症状の重症度の減少などであり、もっとも大切なことは、患者自身が自分にもっとも役立つ治療や支援を探せるように仕向けていけるという点なのです。

精神病に対する心理療法についての教訓

　精神病に対する心理療法について私が初めて学んだのは

1978年で，大学の授業では「精神分析を長期にわたって集中的に行うと，統合失調症やそのほかの病気にある精神病性の否認を治すことができる」と教わりました。症状を良くできるだけでなく，病気そのものを治癒させるというものでした。当時の治療が目指していたことのほとんどは，いわゆる統合失調症を生む母親（schizophrenigenic mother*）によって生ずるダメージを修復することでした。つまり患者の母親のコミュニケーションスタイルに問題があるために統合失調症が発症するという考え方だったのです。

次に私が学んだのは，それから何年も経ってですが，兄のHenryを最初に診断してくれた医師からでした。それによると統合失調症の唯一の治療法は，抗精神病薬と支持的心理療法の組み合わせであるとのことでした。当時の支持的心理療法は，個別面接や集団療法などによって「現実検討能力」を高めることを狙いとしていたようです。しかし，そのようなやり方は，兄にとっては，「お前の考えややったことは間違っていて，お前はおかしいのだ」と皆から言われているように聞こえたのです。

精神分析から薬物治療への変化，でも本当のところはどうなのか

1984年にイェール大学のTom McGlashan先生がChestnut Lodge（当時，統合失調症治療についての米国で有数の治療研究を行っていた病院）の同僚らと一緒に行った研究は，一時代

---

*訳注　schizophrenogenic motherとの言い方もあります。

を画するものでした。この研究では精神分析によって統合失調症を治癒できることはまったくなく，ほとんどなんの役にも立たなかったことが示されました。そして，1990年代になり，米国国立精神保健研究所が「Decade of the Brain（脳の10年)」において，統合失調症研究に力を注ぐことを発表すると（臨床家や研究者とも協力しながら，患者の家族がNational Alliance on Mental Illnessと共に働きかけたこともあり），振り子は逆に振れたのです。心理療法はダメで，薬が良いことになりました。もちろん，これは単純化しすぎですが，私たちの多くにはそんなふうに見えたのです。私は，精神分析的精神療法のトレーニングを受けて，大勢の患者にそれを用いていましたが，抗精神病薬が兄のような統合失調症の症状だけでなく，その他の精神病性障害においても，病状を改善させ，時には消失させてしまうのを目の当たりにしました。私も，そのような思いを持った家族，医師そして研究者と共に，抗精神病薬こそが安定と回復への鍵で，良いことなど ない精神療法の出る幕はないとの意見を唱えるようになったのです。後から考えてみれば，あのとき，大事なものを，そうでないものと一緒に捨ててしまっていたのです。

> 私も，そのような思いを持った家族，医師そして研究者と共に，抗精神病薬こそが安定と回復への鍵で，良いことなどない精神療法の出る幕はないという意見を唱えるようになったのです。後から考えてみれば，あのとき，大事なものを，そうでないものと一緒に捨ててしまっていたのです。

　幸い，英国の小さな研究者グループが，認知療法の父と言わ

れるペンシルバニア大学の Aaron T. Beck 博士（LEAP の初期バージョンを作るのに協力してもらった人です）の目に留まりました。彼らは，統合失調症や他の精神病性障害の患者への認知療法についての学術的会合を年に 1 回開催するようになりました。2009 年の 6 月にその 10 周年の会合がペンシルバニア大学医科大学院で開催され，それに私も参加しました。その数年前に，私の同僚の 1 人と一緒にこの分野についての総説を書きましたが，そこでは統合失調症や他の精神病性障害を持った人々に対する認知行動療法には多くの良い適応があることをまとめています。この会合はその視点をさらに確立し，広げていく上で役立ちました[15]。この会合や文献などから学んだことを次にいくつかご紹介しましょう。

心理療法の良い点

まず，あまり良くないニュースを書きます。10 周年の会合においては，認知行動療法は陰性症状の治療には特に有効ではないらしいという点での意見の一致がありました。また，米国では英国と比べると，認知行動療法は行われることが極めて少ないのです。良いニュースとしては，私たちは 2001 年にこの分野の文献レビューをしたことは前述しましたが，その後に行われた研究において，認知行動療法が統合失調症やその他の精神病性障害におけるいくつかの陽性症状への治療において有効であることが示されたのです（陽性症状とは幻覚，妄想，思考

（注 15） Seckinger, R.A., Amador, X.F.: "Cognitive-behavioral therapy in schizophrenia." Journal of Psychiatric Practice, 2001.

障害などのことです)。特に幻覚に対しては認知行動療法が有用なようです。

2001年に発表した私たちの文献レビューでは,Anna Seckinger先生と私は,病識の乏しさと薬物ノンアドヒアランス(服薬をしないこと)がいずれもよく認められ,多くの問題を引き起こすこと,これらが統合失調症や他の精神病性障害に苦しむ患者の治療がうまくいかない主要な要因であること,認知行動療法やそこから派生してきた介入方法(例えば動機づけ面接法)が,病気への認識のある部分を改善したり,薬物アドヒアランスを向上させたり,幻覚や時には妄想の重症度を軽減させること,さらには,関連した精神病性障害のために生じる好ましくない影響に対処できることなどを示しています。10周年記念の会合における統合失調症に対する認知行動療法の発表は,私たちの2001年のレビューの主要な知見をさらに裏づけるものでした。

また,British Journal of Psychiatryに発表された研究では,コントロール群(対照群)と比較して認知行動療法のほうが,攻撃性や暴力が以前に認められた患者において,攻撃性の頻度の減少の点で優れており,また妄想の重症度を減弱させ,リスク管理の負担を減らすことができました。そして認知行動療法は,ほとんどの患者に受け入れられ,これを途中でやめてしまう患者の割合はコントロール群よりもずっと少なかったのです。

最後に,薬物アドヒアランスの改善をめざした心理社会的治療についての20年分の文献を総括した論文について述べます。この論文は2002年にAmerican Journal of Psychiatryに掲載

されており（Zygmunt, A. M. et al.: Interventions to improve medication adherence in schizophrenia. Am. J. Psychiatry. 159 (10): 1653-1664, 2002.），統合失調症に罹った人においてその治療の受け入れと継続に有効なのは，心理療法としては動機づけ面接法の要素を含んだプログラムだけでした。

なぜ心理療法がほとんど行われないのか

認知行動療法は気分障害や不安障害などには用いられていますが，統合失調症や他の精神病性障害でよくみられる症状の治療に有効だとの成績があるにも関わらず，北米ではこれらの病気を有した人々には認知行動療法やLEAPなどの治療法は，ほとんど行われませんでした。

それには2つの理由があります。1つは，「統合失調症を生む母親」という考え方が間違っていた影響です。残念ながら，ほとんどの臨床家は，「子育ての問題で統合失調症が生じる」と説いていたようなかつての心理療法を信頼し，それに関わっていたことに対して，いまだに罪悪感を抱いているようです。このような状況にある人達には「私たちは誰かを傷つけようとしてそれを信じていたわけではなく，物事がよく分かっていなくて，検証もされていない理論にとらわれてしまったのだから，そこから立ち直ろう」と私は述べたいのです。2つ目は，統合失調症とそれに関連する精神病性障害は脳の障害なのだという考え方にあります。

> 当事者,家族,精神保健の専門家,そして政策決定者たちもなによりも脳に注目するようになりました。でも,その脳は,人という存在の中にあることを忘れてはいけません。

　Decade of the Brain（脳の10年）の期間やその後の研究から,それが紛れもない事実であることが分かりました。その結果,当事者,家族,精神保健の専門家,そして政策決定者たちもなによりも脳に注目するようになりました。でも,その脳は,人という存在の中にあることを忘れてはいけません。会社が何十億ドルも使って,統合失調症とそれに関連する精神病性障害のための心理療法について,当事者や専門家に向けたプロモーションをしたことはありません。しかし,抗精神病薬の利点については,そうしたことが行われてきたのです。別に批判しているのではなくて,これは単純明快な真実なのです。

　従って,検証され有効性が示された心理療法を身につけるかは,私たち次第なのです。また,これらの心理療法を地域で行えるような専門家をトレーニングをするために公的にも私的にも資金を得るように取り計っていくのも私たち次第です[16]。これを行うことはそれほど困難でも,不可能だとは思いません。なぜなら,私が統合失調症について書かれた本を初めて開いたとき,そして兄の病気の最初のエピソードのときからみれば,大変な進展があったのですから。

　（注16）統合失調症と関連する精神病性障害を有した人々への認知行動療法についてさらに詳しく知りたい場合は www.BeckInstitute.org および www.LEAPInstitute.org を参照してください。

第 18 章　暴力と精神疾患

　目を覚まして，必死になってメガネ立てにあるはずのメガネを探そうとして，水の入ったグラスを倒してしまい，ようやく金属フレームに手が触れました。メガネをかけて時計を見ると朝の4時でした。冷や汗が出て，心臓がドキドキしています。兄のHenryは，廊下を行ったり来たりしながら，彼にしか聞こえてこない声に向かって叫んでいました。兄と話そうという考えは浮かびませんでした。昨日の晩も遅くまで話して，薬をのまなければだめだと説得したんですが，それはさらに兄を興奮させただけでした。気の立った兄の独り言を聞きながら，ナイフを手にした兄がドアを荒々しく開けて入ってくる姿を想像して，急いでベッドから降りてドアのところまで行って，後ろめたさと疲労感の中で，うなだれながら鍵をかけました。

　私の研究や本書は，法廷命令による強制通院制度を推進しようとする人々（www.psychlaw.org 参照）と，LEAPのような通院による適切な治療があるならそんな強制的治療は必要ないとする人々の両方から根拠としてよく引用されます。どちらの主張にもこめられている思いを私は理解できるのです。

　その上でのことですが，精神病状態から生じる自殺，著しい自己管理能力低下など，自傷他害行為がしっかりとコントロールされるまでは，強制的治療は常に必要です。そこから目を背けて知らないふりをするのは，倫理的ではなく，犯罪的でさえあります。そこで本章の話題が大切なのです。

　統合失調症がある人々は，私の親友のFred Freese博士

(当事者で,統合失調症についての心理学者でもある)の表現を借りるなら,「常に正常」な人々と比べて,暴力犯罪や暴力行為を生じさせやすいのでしょうか。個人的なことで言えば,病気になる前は,私は誰よりも兄を信頼していたのですが,彼を恐れるべきだったのでしょうか。

暴力と統合失調症についての研究

講演をするときには,私は「統合失調症や他の精神病性障害に罹った人々は,一般の人よりも暴力的ではない」とよく話し,これを裏づける研究を引用したのです。この文言は,統合失調症を持った人々のために,より良い治療,サービス,そして法律を達成しようと活動してきた仲間の多くが,かれこれもう20年近くも掲げてきた信条です。しかし,最近の多くの検証的な研究結果から,話はそれほど簡単ではないことが示されています。

例えば,統合失調症を持った人における暴力行動についての最近の全国調査では,妄想や幻覚などの現実との接触を失うような症状があると,深刻な暴力行為のオッズ比が一般人口の3倍近くにまで高くなる(すなわち3倍近く暴力リスクが高い)ことが示されました。この結果は,米国国立精神衛生研究所から資金を得て,現実臨床の中で行われたCATIE試験の一環として行われたものです。この結果は,これまでに個々に行われてきた多くの独立した研究結果と一致しています。それらのほとんどでは,幻覚や妄想が悪化すると暴力が劇的に増加する可能性が示されています。

私は司法精神医学の専門家として,統合失調症や他の関連障

害を持った人が関与し，死刑判決を受けた30件以上の案件に関与してきましたが，そうした事例の証拠から得られることは極めて重要です。そこでは，ほとんどのケースで筋書きが同じだったのです。幻覚，思考障害，妄想が悪化すると，被告人たちは怯え，怒るようになります。そのような中で殺害計画を冷静に計画する場合もありました。ほとんどの場合で，被害妄想，誇大妄想がありました。例えば，悪霊に取り憑かれてしまった親族から自分の身を守らなければならないと信じていたり，地球を宇宙人の侵略から救わなければならないなどの妄想の中で，宇宙人たちが攻撃を指揮するために使う信号を発信しているラジオ番組の司会者を殺すことで指命を達成しようとしていたのです。

病識が障害されていると薬物をのまなくなり，暴力リスクを増大させる

　統合失調症や他の精神病性障害をもった人々の多くでは，それには双極性障害も入りますが，抗精神病薬による治療が有益です。そのような治療への反応が良好な場合では，服薬拒否や一部しか服薬しないなどのことの多くは病識の乏しさから生じるのです。それゆえ，統合失調症や他の精神病性障害をもった人々で暴力を減らそうとするのなら，病識の乏しさから生じる一連の悪い流れを断ち切らなければなりません。それは，「病気じゃない」から「薬は必要ない」という結論になり，症状が悪化し，穏やかで元々は攻撃性や暴力などなかった人々が暴力的になるという流れです。

> CATIE study では,家族と一緒に住んでいて「いつも家族によく話を聞いてもらっている」とその人が感じている場合では,そうでない場合と比べて,暴力性を示す割合が半分になることが明らかになっています。

　どうしたらこの流れを断ち切れるでしょうか。その答えの一部は,CATIE study にあります。そこでは精神病症状の悪化と暴力との関係が再び明らかになっています。さらにこの研究では,家族と一緒に住んでいて「いつも家族によく話を聞いてもらっている」とその人が感じている場合では,そうでない場合と比べて,暴力性を示す割合が半分になることが明らかになっています[*]。LEAP における「理解して返す傾聴」を試みるべき意義を1つだけあげるとしたなら,まさにこれになるのでしょう。

　もしセラピストについて CATIE study で検討されていたとしたら,きっと次のようになったのではと私は想定しています。それはセラピストがその人の話をいつもよく傾聴している場合とセラピストが頼んでもいないアドバイスをしたり,その人が病気かどうかを議論したりする場合を比較すると,よく傾

---

[*]訳注　CATIE study は米国精神保健研究所が行った慢性統合失調症患者への第2世代抗精神病薬の効果や副作用などを検討した大規模な研究です。多くの重要な論文がこれを元に作成されていますが,家族によく話を聞いてもらっているという点と暴力リスクに関しては次の文献に記載されています。Swanson, J.W., Swartz, M.S., Van Dorn, R.A. et al.: A national study of violent behavior in persons with schizophrenia. Arch. Gen. Psychiatry. 63 (5): 490-499, 2006.

聴するセラピストにみてもらっているほうが暴力性を示す割合が低くなる結果が得られたことでしょう。そう信じるのは，我々が行った研究や，他の人たちのものでも，積極的な傾聴スキルを大切にするコミュニケーション技法を用いると，お互いの信頼関係を生み出し，たとえ自分が病気とは思えなくても治療の受け入れに結びつくからです。それを行ったのがセラピストでも友人でも家族でも，同じなのです。

25年前に自分への幻覚に向かって怒鳴り続けていた兄のせいで目を覚ましたとき，私はドアに鍵をかけるべきだったでしょうか。最近の研究結果と，あの晩以来積んできた私の専門家としての経験からは「そうです」と答えるほかありません。彼は暴力的になったことはなかったのですが，幻覚が増加し，興奮し，被害妄想があるなどの警告サインを示したのですから。

あの時点では，LEAPの根拠になった研究の多くはまだ行われていませんでしたし，持効性注射製剤のアドヒアランスへの効果についての研究もそうでした。そこで私がなんとかとれた行動は，兄が彼自身にとって危険な状況で，治療を拒否するときは，そのたびに警察を呼ぶことでした。でも，今なら，病識が乏しい人に取り組もうとする場合には，まずはLEAPを，そして持効性注射製剤を用います。それによって統合失調症やその関連障害をもった人が暴力に結びつきかねない症状悪化をさせないように援助できるのです。

もし現時点で「統合失調症にかかった人は，暴力の危険が高いのでしょうか」と聞かれたら，私は「そんなことはありません，治療を続けて，症状がしっかりコントロールされていれば大丈夫です」と答えるでしょう。

第19章　DSM-5 と病態失認

　精神疾患の診断・統計マニュアルの第5版（DSM-5）の編集作業が進んでいて，2012年ごろに出版される見込みです[*]。この20年間に，私は前のDSMの2つの版については統合失調症専門家やコロンビア大学における実地研究のコーディネーターやその他の役割を果たし，DSM-IV-R については統合失調症とその関連障害のセクションの共同編者でもありました。

　その際の共同編者の1人だった Michael Flaum 博士と私は，米国精神医学会からの要請を受けて，本文の内容がある専門家の視点によるのではなく，きちんとした多くの研究の中で合意された知見に基づくように改訂する作業に取り組みました。そのために，米国や世界中の専門家の協力を得て根拠となった研究を読んでもらい，我々が提案した原稿がその時点での科学的エビデンスを正確に反映しているかを独立した視点から検討してもらいました。我々の原稿は査読を経た後に，さらに米国精神医学会の DSM-IV-TR のための特別委員会で専門家によって再検討されたのです。

　これを行ったのは10年以上も前になりますが，査読者と米国精神医学会の特別委員会は次のような記載で合意しました。それは「統合失調症をもつ人の大部分は，自らが精神病性の病気をもっているという事実についての洞察に乏しい。不十分な

---

[*]訳注　DSM-5 は 2013年5月に出版され，邦訳は 2014年10月に出版されました。

病識は病気と戦う方策の表れというより疾患そのものの表れである」（DSM-Ⅳ-TR 精神疾患の診断・統計マニュアル．医学書院，p.298, 2003.）。つまり，病識の乏しさは病気への否認というよりも，脳の障害のための症状の一つだとされました。これは脳卒中や前頭葉に病変がある患者の病態失認と同じようなものなのです。

　本書の中で，DSM-Ⅳ-TR からこの箇所を何度も引用してきました。それは，本書の初版から10年が経過しても，精神科医や他の精神保健の専門家の多くが，ある患者が数ヵ月，数年，場合によったら数十年も「病気じゃない」と述べていても，これは病気を否認していると思い込んでいるからなのです。彼らは DSM-Ⅳ-TR の部分を読んでいないのか，読んでいたとしても，その根拠となっている研究を理解していません。患者の病識の乏しさは否認だと思い込んで，それが病気の症状の一つで脳の機能障害に由来するとは考えないのです。ですから，私が何回も述べるのをお許しください。

　この10年間に，米国各地や世界各国で多くの講演をしてきました。そうした機会に聴衆に，病態失認について聞いたことがあるか，そしてこれと同様の症状が統合失調症とその関連障害（統合失調感情障害や他の精神病）にあると思うかを尋ねてきました。

　最初の何年かは，200人程度の聴衆の中で，手を挙げるのは1〜2人しかありませんでした。最近では，1/2から2/3の聴衆が，オーストラリア，ニュージーランド，フランス，ベルギー，ハワイ，ハンガリー，スペイン，オハイオ州（と米国のほとんどの州）でも手を挙げてくれます。

それでも、まだ多くの精神保健の専門家や家族がこれを信じられずにいます。このように科学と実践の間にはいまだに大きなずれがあるので、私や統合失調症の専門家の多くが確認した根拠となる研究を簡単に紹介します。これによって、この病気を持った人が何年も「病気じゃないからほっといて」と言い続けているときには、病気を否認しているのではなく、それが病気の症状の一つだと言って良いことが分かるでしょう。

神経心理学テストを使った研究

ウィスコンシン カード ソーティングテスト（WCST）における成績の低さが、統合失調症患者の病識の欠損と有意に相関していることは、多くの研究で一貫して示されています（Shad et. al., 2006 など；また Amador and David: Insight and Psychosis, edited volume. Oxford University Press, 2004. も参照）。WCST は実行機能（前頭皮質機能、あるいは前頭葉機能としても知られます）を測定できます。この機能は、内省、計画、ルールの獲得、抽象的思考、状況に適合しない行動を抑制し、適合した行動をとることなどが含まれます。神経的な病気での病態失認は前頭葉の病変が主な原因であることが知られています。これについては Amador, et. al.: Amador, X. I am Not Sick, I Don't Need Help! Schizophrenia Bulletin, 1991.（Vida Press, 2007）のそれぞれのレビューを参照してください。

脳構造画像研究

数はかなり少ないのですが、統合失調症の病識の乏しさに関する神経生物学的根拠についての研究があり、それらでは統合

失調症の病態失認が前頭葉のなんらかの異常と相関するとされています（Alexander and Struss, 2006, Amador and David: Insight and Psychosis, edited volume, Oxford University Press, 2004. 参照）。

脳構造や脳機能の画像研究，そして死後脳研究も進んでおり，これらは統合失調症でよく認められるこの症状を病態生理学的に明らかにする助けとなってくれるでしょう。

研究成果を DSM-5 にどのように反映させるか

精神科診断は記述によってしか行えません。今のところ，精神疾患の診断を血液検査や脳画像検査では行えないのです。その代わりに，その人の経過予測に参考となるような診断カテゴリーや特徴を探すのです（つまり，その診断カテゴリーや類型の予測率や妥当性はどれほどだろうかと問うのです）。それらは，その人にどのような治療や支援が役立つのかを選ぶ際に役立つでしょう。

しかし，現在使われている統合失調症の病型分類（緊張型，鑑別不能型，解体型など）は，経過の予測にあまり役立たないように思えます。病識が乏しい患者は，予後がより不良で，暴力やホームレス，治療へのアドヒアランス低下が生じやすいことが多くの研究で明らかになっているのですから，DSM では「病気への認識」の程度を，病型や特徴とするように，もっと早くから努力すべきだったのです。動機づけ強化療法（MET）または動機づけ面接法，また認知行動療法（CBT）についての研究から判断すると，このことは特にそう言えます。これらの心理療法と持効性注射製剤の併用は，病識の乏しい人への治

療の選択肢になるのは明らかです。

　精神科医や他の精神保健の専門家が，統合失調症に罹った人を初期評価する際は，その人が病気への認識の程度を知るための質問を必ずするべきです。統合失調症とその関連障害に罹っている人々の半数は，病気と思っておらず，治療や支援を拒否するのですから。

病気の診断がなされたら，次には病識を慎重に評価し，その人に病態失認があるかを見定めます。それがあると判明すれば，安定と回復に向かってこれまでとは違った道を選択しましょう。それは科学的に検証されたコミュニケーションスキルと薬剤を使う方法で，これによって病識や治療へのアドヒアランスが乏しい人を援助できるのです。

　そうした患者は，臨床家や家族がその人を回復させるための介入を試みても，それに抵抗します。自分にはなんの問題もないと信じているのだから当然なのかもしれませんが，処方箋も予約票も放り出してしまい，病気や治療へのアドバイスも聞こうとしないのです。

　でも，そんな人たちをどのようにして治療に導入するのかを，私たちは知っています。そこにはやり方があるのです。病気の診断がなされたら，次には病識を慎重に評価し，その人に病態失認があるかを見定めます。それがあると判明すれば，安定と回復に向かってこれまでとは違った道を選択しましょう。それは科学的に検証されたコミュニケーションスキルや薬剤を使う方法で，これによって病識や治療へのアドヒアランスが乏しい人を援助できるのです。

第20章　Henry

　2007年4月23日に，私の兄のHenryは車にはねられ，その場で亡くなりました。兄は歩道に立っていましたが，食料品などを抱えてバスに乗ろうとする女性を助けようとして事故に遭ったのです。その時の兄の姿はバス会社のビデオテープに残っていますが，私にはそれを見る勇気が今もありません。

　それはまさに兄らしい振る舞いだったのです。妄想的な考えに陥ったり，幻覚のために注意散漫になることはよくありましたが，彼は周囲の人々，特に助けを必要としている人に注意を払い，援助していました。

　こんなことが起こるとは，兄も私も思ってもいませんでした。兄の死について私が初めて書いたのは，それから2ヵ月しかたっておらず，喪失感と悲嘆感のために，このことからなにか良いことが引き出せるようにはとても思えなかったのです。それでも，いつかはそうできると信じずにはいられませんでした。

別れを2回告げる

　聖書台に立ち，兄の葬儀に来た人々を見ているうちに，兄の人生がどれほど豊かだったのかを知って，改めて衝撃を受けました。友人達で教会は一杯になり，25年前の発病以来ほとんど接触がなくなっていた親族達からは「こんなに友人がいるなんて思いもしなかった」「Henryの人生がこんなに満たされたものだとは知らなかった」との声が上がりました。

　葬儀の日から翌日にかけて兄の友人達に次々と会って話すう

ちに，親族の中には，そのような兄と人生をほとんど分かち合えずにいたことを深く後悔し悲しむ人も出てきました。私はそのような思いは感じませんでした。なぜなら，兄と私はとても親密で，それぞれの仲間をお互いに大切にしていました。兄のHenryは私のあこがれだったのです。

　ほかの親族とは異なり，私が兄とそんな関係を築けたのは，人間として優れていたからでも，聖人だったからでもありません。それは，兄が発病してから，私は自分の中で昔の兄とは違う兄を受け入れられたからなのです。でも，9人の兄弟姉妹は，それをほとんどできなかったのだと思います。

　はじめは皆が同じで，昔の兄がそこにいないという現実を受け入れられませんでした。ハンサムで，優しく，この上ないユーモアのセンスを備えていた兄は，愛情深い夫や父となり，まわりの面倒をみるような成功した人間になるだろうと，皆が思っていました。けれども，兄はそんなふうにはなれなかったのです。

　彼が統合失調症になったときも，皆は「元からのHenry」に戻ることを願い，「新しいHenry」のための場所を心の中にほとんど作りませんでした。そして，兄自身も同じ問題を抱えていたのです。

　発病してはじめの5年間は，兄もまわりの私たちと同じように，思い描いていた将来の計画を手放せずにいました。そして，それを達成することが無理になったときに，兄はうつ状態になりました。発病前は，兄はいつも仕事をしていて，大学に通い，ガールフレンドもいました。でも，それはもう過ぎ去ったことになったのです。かつて思い描いていた将来像をあきら

めたときに，兄は自分の人間としての核の部分がまだ存在していて，新しい計画が必要なことに気づいたのです。

兄の人生の最後の1年は特に幸せでした。これは私が理想化して，誤った思いを抱いているわけではありません。兄と親しかった人々も皆，このことでは一致しています。兄には友人がたくさんいました。「Pops」というあだ名の友人と一緒にいろんな雑用仕事をしていましたし，ガールフレンドのMaryは兄の人生で大きな存在となっていました。

精神疾患が襲ってきたときの喪の仕事（変化を受け入れ，乗り越えること）

精神疾患における喪の仕事の大切さは，研究で明確に示されています。病気で失われたものへの喪の仕事を行うことで，まだあるすべてが見えてきます。それによって目と心を開かれ，新たな可能性に結びつくのです。

2007年の春にAnnals of General Psychiatryに発表した文献レビューで，私の同僚と私は，統合失調症になった人々で，病気で失われたものへの喪の仕事に成功した人は，自殺念慮が生じにくいことを述べました。また，統合失調症の人の家族についての研究では，それまでの日常が失われたことを悼みつつそれを乗り越えた場合は，精神障害にかかった身内に批判的になりにくく，その人を重荷と感じることやストレスも少ないことが分かりました。

これらの研究で見出されたことは，感覚的にわかりやすく，理にかなっているものです。兄の場合もそうした例の1つです。私は，兄にそれと同じ変化が生じ，将来や私との結びつき

が良い方向に進展したのです。私が一緒に取り組んできた患者や家族にも,この25年の間に同じことが何回も生じたのです。

ある扉を閉じることで,別の扉を開くことができる

それまであったものがなくなったり,先々こうしたいと思っていた希望を諦めたりすることは,悲しみを伴うものです。人生にはこのような大きな変化がつきものです。でも,そこで喪の仕事をすることによって,現状とこれからの可能性に目を向けられるようになり,気持ちが落ち着き,喜びさえも感じられるようになります。私は大勢の家族や当事者にこのようなプロセスを経過することの大切さを話してきました。このプロセスをうまく行えると,家族は病気をもった人に対しての怒りの感情を開放することができるようになります。病気とその人とを切り離して考えられるようになるのです。お互いのコミュニケーションがより健全になり,家族間での緊張感が和らぐため,病気の経過が改善することさえあります。

このことが本当にそうなんだと心から思えたのは,兄が亡くなったときでした。今は,兄はおりませんが,私には後悔の気持ちがまったくないのです。

兄との間には数えきれないほどの心温まる思い出があります。いつでも一緒に笑っていたこと,私の家の庭に炉を作るのを手伝ってくれたこと,その燃える炎は今夕も私の家族を温めてくれたこと,兄のことを私が書くのを許してくれたこと,兄は私を誇りに思っていて,私も兄を誇りにしていたことなど,いくつものことを思い出します。

兄の話はまとまりがなくて,私でも聞いているのが大変でし

た。でも，兄は最後に必ず私のことを好きだと言ってくれました。

　兄の発病後，色々なことが変化しました。しかし，兄がスマートで，ハンサムで，優しく，愛情深いことは変わらなかったのです。兄はどんな状況でも，お腹を抱えるほど笑わせてくれたのです。それは母の葬儀のときでもそうでした。そんなときでも，兄は周囲の人々への配慮と尊敬を持っていましたが，兄の後半生で病気による影響が大きくなってきたときは稀にそれができませんでした。兄は抑制がとれてしまって，病気になる前よりもずっとおかしなことを言っていて，自分でもそうだと知っていました。

　たくさんの人が私に手紙を書いてくれ，そこにはお悔やみの言葉，Henryとの楽しい思い出，Henryを兄に持った私の幸せを深い言葉で伝えてくれました。本当にその通りです。

　しかし，そこでは大切なことが忘れられていたのです。それは，兄への再度の別れという極めて困難と思える課題を考える中で，改めて得た教訓でした。兄の最初の病気の後に，兄への期待に対して，私が喪の仕事をできたことはとても幸運だったのです。だからこそ，その後の25年間は，一緒に笑い，彼と幸せな思い出をたくさん作り，兄の弟であることの幸せに気がついたのです。

　Henryは回復のために私と共に取り組み，我々の関係は良好でした。兄は自らの姿を通して例を示し，私の考え方に影響を与え，自分の物事を私の本や論文に書くのを快く許してくれました。このことで兄は多くの人を援助したことになります。それがどれだけの人の命を助け，どれだけの病識の乏しい人の

回復を助けたかは,我々は決して知ることはできないでしょう。

　兄にはそのような影響力があったとの手紙を,多くの人たちが送ってくれました。手紙は書かないけれど,もっと多くの人がきっとそう思っていてくれているでしょう。

　そのことについては,私は本当にありがたいと思っています。

謝辞

　なによりもまず，娘の Lou-Andréa に感謝します。本書を改訂している間に示してくれた愛情，我慢強さ，そして苦労をかけたことにお礼を言いたいのです。私が「ご機嫌ななめ」になったときでも，君が笑わせてくれて，世界一幸せな人間になった気分にしてくれたよね。「パパが1番」とか，髭を剃らないほうがいいなんてことも言ってくれたね。君が思っている以上にずっと，愛しているよ。今も，これからもずっと，君の「パパ」でいたいです。

　この本を書くときも，ほかの仕事のときにも，助けてくれた Bob と Jason にも感謝します。私ができなかったときに，代わりに LEAP セミナーを行ってくれた Dave Schaich 博士や他の LEAP 関係者にもお礼を言いたいと思います。

　本書の初版が出版されて以来，何万という人々にレクチャーをしてきました。そこには米国やカナダの他にも世界中から家族，精神保健の専門家，当事者，弁護士や裁判官などが含まれています。本書のメッセージや教訓への反応は，本当に圧倒されるほどのものでした。講演の依頼や電子メールそして電話のたびに，読者に対して，私は1冊の本をはるかに超える大きな責任を負っていることを頭に浮かべます。共有した体験，感謝の言葉，そしてこれらの多くの出会いから学んだことは，どれもかけがえがなく貴重で，10周年記念の本書を執筆する気持ちを高めてくれました。

　多くの精神疾患をもった人々が，この25年間に私に心を開

いてくれて，自身の体験を教えてくださいました。このことに対して，もう一度，特別の感謝の気持ちを伝えたいと思います。そして，私が指導してきた学生達にもお礼を言いたいのです。治療を委ねられた人々を理解しようとする彼らの情熱があったからこそ，これまでの研究成果を彼らが実践で使えるものとしようと，私は思ったのです。

たくさんの組織が，本書で紹介した研究を支えています。彼らの援助と，重い精神疾患についての研究に積極的に関わろうとする姿勢にも感謝します。統合失調症とうつ病に関する研究の全米連合会（NARSAD），Stanley 研究財団，Scottish Rite 基金，国立精神保健研究所（NIMH），全米精神障害者家族会連合会（NAMI）にお礼申し上げます。

最後にもう一度，兄に心から感謝します。あなたは私に我々2人の物語を語らせてくれました。それはこれ以上望みようもないほどに私にはありがたく，私を支援してくれたことになります。あなたの忍耐力とユーモアは，今でも私の目標です。あなたはもういないけれど，いつもそばにいるのを感じています。

Xavier

注：Daniel，率直な誠実さと編集上のアドバイスをありがとう。この謝辞ならあなたの賛同を得られると思っています。

引用文獻

Amador XF, Flaum M, Andreasen NC, Strauss DH, Yale SA, Clark SC, & Gorman JM. Awareness of illness in schizophrenia and schizoaffective and mood disorders. *Archives of General Psychiatry*, 51: 826-836. 1994.

Amador XF & David AS (Eds.) *Insight and Psychosis: Awareness of Illness in Schizophrenia and Related Disorders.* Oxford University Press, 2005.

Amador XF & Gorman JM. "Psychopathologic domains and insight in schizophrenia." *Psychiatric Clinics of North America,* 20: 27-42, 1998.

Amador XF, "Closing the Gap between Science and Practice," *Civil Rights Law Journal*, in press.

AmadorXF, Strauss DH, Yale SA, Flaum M, Endicott J, & Gorman JM. Assessment of Insight in Psychosis. *American Journal of Psychiatry,* 150: 873-879. 1993.

Amador XF, Barr W.B.; Economou, A.; Mallin, E.; Marcinko, L.; Yale, S."Awareness defects in neurological disorders and schizophrenia."*Schizophrenia Research*, 24(1-2): 96-97, 1997.

Amador XF, Harkavy Friedman J, Kasapis C, Yale SA, Flaum M, & Gorman JM. "Suicidal behavior and its relationship to awareness of illness." *American Journal of Psychiatry,* 153:1185-1188, 1996.

Amador XF & Seckinger RA. "The assessment of insight." *Psychiatric Annals,* 27(12): 798-805, 1997.

Amador XF & Strauss DH. Poor insight in schizophrenia. *Psychiatric Quarterly*, 64: 305-318. 1993.

Amador XF, Strauss DH, Yale SA & Gorman JM. Awareness of Illness in Schizophrenia. *Schizophrenia Bulletin*, 17:113-132, 1991.

Bartko G, Herczog I & Zador G. Clinical symptomatology and drug compliance in schizophrenic patients. *Acta Psychiatrica Scandinavica*, 77: 74-76. 1988.

McEvoy JP, Applebaum PS, Geller JL, Freter S. Why must some schizophrenic patients be involuntarily committed? The role of insight. *Comprehensive Psychiatry*, 30: 13-17. 1989.

Caracci G, Mukherjee S, Roth S & Decina P. Subjective Awareness of Abnormal Involuntary Movements in Chronic Schizophrenic Patients. *American Journal of Psychiatry*, 147: 295-298. 1990.

Cuesta MJ & Peralta V. Lack of Insight in Schizophrenia. *Schizophrenia Bulletin*, 20:359-366. 1994.

Flashman LA, McAllister TW, Saykin AJ, Johnson SC, Rick JH, Green RL. Neuroanatomical Correlates of Unawareness of Illness in Schizophrenia. From the Neuropsychology & Brain Imaging Laboratories, Dept. of Psychiatry, Dartmouth Medical School, Lebanon, NH & New Hampshire Hospital, Concord, NH 03301. Presented at the *Biennial Meeting of the International Congress on Schizophrenia Research*, Santa Fe, New Mexico, April 20, 1999

Ghaemi NS & Pope HG, Jr. Lack of Insight in Psychotic and Affective Disorders: A Review of Empirical Studies. *Harvard Review of Psychiatry*, May/June: 22-33. 1994.

Greenfield D, Strauss JS, Bowers MB & Mandelkern M. Insight and Interpretation of Illness in Recovery from Psychosis. *Schizophrenia Bulletin*, 15: 245-252. 1989.

Heinrichs DW, Cohen BP & Carpenter WT, Jr. Early Insight and the Management of Schizophrenic Decompensation. *Journal of Nervous and Mental Disease*, 173: 133-138. 1985.

Kampman O, Lehtinen K. Compliance in psychoses. *Acta Psychiatrica Scandinavica*. 100(3): 167-75, 1999.

Lysaker PH, Bell MD, Milstein R, Bryson G & Beam-Goulet J. Insight and Psychosocial Treatment Compliance in Schizophrenia. *Psychiatry*, Vol. 57, 1994.

Lysaker PH, Bell MD, Bryson G & Kaplan E. Neurocognitive function and insight in schizophrenia: support for an association with impairments in executive function but not with impairments in global function. *Acta Psychiatrica Scandinavica*. 97(4): 297-301, 1998.

McEvoy JP, Appelbaum PS, Geller JL & Freter S. Why Must Some Schizophrenic Patients be Involuntarily Committed? The Role of Insight. *Comprehensive Psychiatry* 30: 13-17, 1989.

McEvoy JP, Apperson LJ, Applebaum PS, Ortlip P, Brecosky J & Hammill K. Insight in schizophrenia: Its relationship to acute psychopathology. *Journal of Nervous and Mental Disorders*, 177: 43-47, 1989.

McGlashan TH, Levy ST & Carpenter WT, Jr. Integration and Sealing Over: Clinically Distinct Recovery Styles from Schizophrenia. *Archives of General Psychiatry*, 32: 1269-1272, 1975.

McGlashan TH & Carpenter WT, Jr. Does attitude toward psychosis relate to outcome? *American Journal of Psychiatry*, 138: 797-801, 1981.

Michalakeas A, Skoutas C, Charalambous A, Peristeris A, Marinos V, Keramari E & Theologou A. Insight in Schizophrenia and Mood Disorders and its Relation to Psychopathology. *Acta Psychiatrica Scandinavica*, 90: 46-49, 1994.

Mohamed S, Fleming S, Penn DL & Spaulding W. Insight in schizophrenia: its relationship to measures of executive functions. *Journal of Nervous & Mental Disease*. 187(9): 525-31, 1999.

Morgan KD, Vearnals S, Hutchinson G, Orr KGD, Greenwood K, Sharpley R, Mallet R, Morris R, David A, Leff J & Murray RM. Insight, ethnicity, and neuropsychology in first-onset psychosis. *Schizophrenia Research*, 36(1-3): 144-145, 1999.

Smith TE, Hull JW & Santos L. The relationship between symptoms and insight in schizophrenia: a longitudinal perspective. *Schizophrenia Research*. 33(1-2): 63-7, 1998.

Swanson C, Jr., Freudenreich O, McEvoy JP, Nelson L, Kamaraju L & Wilson WH. Insight in Schizophrenia and Mania.*The Journal of Nervous and Mental Disease*, 183: 752-755, 1995.

Takai A, Uematsu M, Ueki H, Sone K & Kaiya Hisanobu. Insight and its Related Factors in Chronic Schizophrenic Patients: A preliminary Study. *European Journal of Psychiatry*, 6: 159-170, 1992.

Voruganti LN, Heslegrave RJ & Awad AG. Neurocognitive correlates of positive and negative syndromes inschizophrenia. *Canadian Journal of Psychiatry*. 42(10): 1066-71, 1997.

Wciorka J. A Clinical Typology of Schizophrenic Patients: Attitudes towards their Illness. *Psychopathology*, 21: 259-266, 1988.

Wilson WH, Ban T & Guy W. Flexible System Criteria in Chronic Schizophrenia. *Comprehensive Psychiatry,* 27: 259-265. 1986.

World Health Organization, Report of the International Pilot Study of Schizophrenia. Geneva: World Health Organization Press. 1973.

Young et al. Medication adherence failure in schizophrenia: a forensic review of rates, reasons, treatments, and prospects. *Journal of the American Academy of Psychiatry and the Law*, 27(3): 426-44, 1999.

Young DA, Davila R, Scher H. Unawareness of illness and neuropsychological performance in chronic schizophrenia. *Schizophrenia Research,* 10: 117-124. 1993.

Young DA, Zakzanis KK, Baily C, Davila R, Griese J, Sartory G & Thom A. Further Parameters of Insight and Neuropsychological Deficit in Schizophrenia and Other Chronic Mental Disease. *Journal of Nervous and Mental Disease,* 186: 44-50. 1998.

推奨文献

統合失調症の認知療法研究

Kemp R, Hayward P, Applewhaite G, Everitt B, David A: Compliance therapy in psychotic patients: a randomized controlled trial. *BMJ* 1996; 312: 345-349.

Kemp R, Kirov G, Everitt B, Hayward P, David A: Randomized controlled trial of compliance therapy: 18 month follow-up. *Br J Psychiatry* 1998; 172: 413-419

Kline N, Li C, Lehmann H, Lajtha A, Laski E, Cooper T: Beta-endorphin-induced changes in schizophrenic and depressed patients. *Arch Gen Psychiatry* 1977; 34: 1111-1113

McGorry PD, Yung AR, Phillips LJ, Yuen HP, Francey S, Cosgrave EM, Germano D, Bravin J, McDonald T, Blair A, Adlard S, Jackson H. Randomized controlled trial of interventions designed to reduce the risk of progression to first-episode psychosis in a clinical sample with subthreshold symptoms. *Arch Gen Psychiatry* 2002; 59: 921-928

Mosher LR, Menn AZ: Community residential treatment for schizophrenia: a two-year follow-up. *Hosp Community Psychiatry* 1978; 29: 715-723

O'Donnell C, Donohoe G, Sharkey L, Owens N, Migone M, Harries R, Kinsella A, Larkin C, O'Callaghan E: Compliance therapy: a randomised controlled trial in schizophrenia. *BMJ* 2003; 327: 834

Sensky T, Turkington D, Kingdon D, Scott JL, Scot J, Siddle R, O'Carroll M, Barnes TRE: A randomized controlled trial of cognitive-behavioral therapy for persistent symptoms of schizophrenia resistant to medication. *Arch Gen Psychiatry* 2000; 57:165-172

Tarrier N, Yusupoff L, Kinney C, McCarthy C, Gledhill A, Haddock G, Morris J. Randomised controlled trial of intensive cognitive behaviour therapy for patients with chronic schizophrenia. *BMJ* 1998; 317: 303-307

Tarrier N, Wittkowski A, Kinney C, McCarthy C, Morris J, Humphreys L: Durability of the effects of cognitive-behavioural therapy in the treatment of schizophrenia: 12-month follow-up. *Br J Psychiatry* 1999; 174: 500-504

Tarrier N, Kinney C, McCarthy E, Humphreys L, Wittkowski A, Morris J: Two-year follow-up of cognitive-behavioral therapy and supportive counseling in the treatment of persistent symptoms in chronic schizophrenia. *J Consult Clin Psychol* 2000; 68: 917-922

Wagemaker H, Jr., Cade R: The use of hemodialysis in chronic schizophrenia. *Am J Psychiatry* 1977; 134: 684-685

推奨図書

Surviving Schizophrenia (Fourth Edition) E. Fuller Torrey. HarperCollins, 2001

Crazy: A Father's Search through America's Mental Health Madness. Pete Earley, Putnam, 2006

Insight and Psychosis: Awareness of Illness in Schizophrenia and Related Disorders. Amador XF & David AS (Eds.) Oxford University Press, 2005
Cognitive-Behavioral Therapy of Schizophrenia. David G. Kingdon and Douglas Turkington. The Guilford Press, 1993.

When Someone You Love is Depressed: How to help without losing yourself. Laura Epstein and Xavier Amador. Fireside, 1998

The Day the Voices Stopped: A Memoir of Madness and Hope. Ken Steele and Claire Berman. Basic Books, 2001

推奨できる組織や団体

権利擁護団体と専門家組織

全米精神障害者家族会連合会
National Alliance for the Mentall Illness Ⅲ［(NAMI)］
www.NAMI.org
Colonial Place Three
21071 Wilson Blvd., Suite 300
2, Arlington, VA 22201-3042, USA
PhonMaine:（703）524-7600
Fax:（703）524-9094
Member Services:,（800）950-NAMI（6254）

　私の経験では，NAMIは，重度の精神疾患についての支援や情報提供において，最も充実している組織です。これは，精神疾患がある人々や家族が利用可能なサービス，治療，研究，教育が欠如していることに不満をもった家族達によって，1979年に設立されました。現在では，影響力を持つ重要な権利擁護団体となり，ほとんどの主要都市だけでなく，多くのより小さな町にも地方支部があります。多くの支部で，「家族から家族へ」「私たち自身の声」「仲間から仲間へ」などの無料プログラムを行っているので，これを受けることを私は強く勧めます。支部によってはホットラインが設置されていて，大変なときに電話で相談できますし，あなたの地域でのサービスの情報を得

るために問い合わせても大丈夫です。NAMI は精神疾患についてのすばらしい本やパンフレットも提供しています。

全国精神保健協会
The National Mental Health Association (NMHA)
www.NMHA.org
National Mental Health Association
2001 N. Beauregard Street, 12th Floor
Alexandria, Virginia 22311, USA
Main: (703) 684-7722
Toll-free: (800) 969-NMHA (6642)

　精神保健と精神疾患をさまざまな側面から支援するもう一つの有力な非営利団体です。米国全土に340を超える支部を持ち，権利擁護活動，教育，研究，支援を通じて，米国国民，とくに精神疾患に苦しむ5400万人の精神保健の改善に努めています。

統合失調症とうつ病の研究についての全米連合
National Alliance for Research on Schizophrenia and Depression (NARSAD)
www.NARSAD.org
60 Cutter Mill Road
Suite 404

Great Neck, NY 11021, USA
Tel: 516-829-0091 , 800-829-8292

　NARSADも非営利団体で，感情障害と統合失調症への研究資金調達のために設立されました。有望な新人への資金提供と，経験のある研究者への支援に大きな成功をおさめました。NARSADの援助を受けた研究者は，ここ10年以上にわたり，多くの画期的な研究成果をもたらしています。NARSADは，このような団体の中では，精神疾患の研究のために最も多くの資金を調達しています。ここが発行する無料ニュースレターは，新たな研究に関する最新情報を得られる素晴らしい場になっています。

うつ病・双極性障害患者支援連合
Depression and Bipolar Support Alliance (DBSA)
www.dbsalliance.org
730 North Franklin Street
Suite 501
Chicago, IL 60610, USA
Phone: (800) 82N-DMDA (826-3632)

　DBSAは，うつ症状のある人々とその家族によってできた協会で，うつ病と躁うつ病について一般への教育と治療が必要な場合にはそれを見つける援助をしています。中央本部は，全国各地からの紹介要請に応じて，それぞれの地域での認定され

た精神保健専門家を紹介します。ここへの連絡をされるのでしたら，うつ病と躁うつ病についての最新情報と研究結果が解説されている季刊のニュースレターについても問い合わせてみてください。このニュースレターは会員には無料となっています。

米国立精神衛生研究所によるうつ病の教育・啓発事業
Depression Awareness, Recognition, and Treatment (D/ART)
National Institute of Mental 1 Health,
5600 Fishers Lane, Room 10-85, Rockville, MD, USA
Phone: (800) 421-4211

この組織は，うつ病について，そのサインや症状，そして最新の治療方法についての良質の情報を提供しています。D/ART は，うつ病についてのすばらしい冊子やパンフレットを発行しており，あなたも入手することが可能です。

米国自殺学会
American Association of Suicidology
2459 South Ash
Denver, CO 80222, USA
Phone: (303) 692-0985

この組織は学校などで使える自殺防止についての多くの資材を提供しています。さらにあなたの地域での自殺ホットラインやサポートグループについて教えてくれます。

米国心理学会
American Psychological Association
750 1st Street, N.E., Washington, D.C. 20002, USA
Phone:（202）336-5500

米国精神医学会
American Psychiatric Association
1400 K Street, N.W., Washington, D.C. 20005, USA
Phone:（202）682-6066

　最後に紹介する2つの団体は，それぞれ心理学と精神医学の専門家が集う米国の学会です。これらに連絡すると，重度の精神疾患とその治療について情報を提供してくれるだけでなく，あなたの地域の認定された学会員を紹介してくれます。米国心理学協会は情報豊富な資料（躁うつ病，統合失調症についてなど）を発行しています。

参考になるウェブサイト
治療権利擁護センター（Treatment Advocacy Center）
www.psychlaw.org

国立精神衛生研究所（The National Institute of Mental Health）
www.NIMH.org

www.Schizophrenia.com
www.reintegration.com
www.schizophreniadigest.com
www.bipolar.com

（訳注）日本での組織には代表的なものとして以下のようなものがあります。

みんなねっと　　　http://seishinhoken.jp
コンボ　　　　　　https://www.comhbo.net
日本精神神経学会　https://www.jspn.or.jp

LEAP®
クイックスタートガイド

傾聴（Listen）
以下のことを理解して返しましょう
妄想
病態失認
願望

批判したり，防衛的になったり，否定することなく，聞いたことを相手に返します。患者はたくさんの大切なことを言ってくれますが，それを理解して返すことに，私たちは抵抗を感じるのは，次の理由のためです。

・状況がもっと悪くなるという恐れのため（例えば，妄想，病識，病気への構え，服薬など）
・できそうもないことを頼まれたくないため
・治療関係が崩れることを心配するため

できるだけ後で意見を言いましょう（遅らせツール）

「あなたの質問に答えることは約束します。もし，あなたがよければ，まずは＿＿＿＿＿＿についてもっとお聞きしたいのですが，よろしいですか」
「私の考えは話します。ただ，いまは私の知らなかったことを多く学んでいるところなので，その点についてのあなたの考えをこのまま聞きたいのです。私の考えは後で言うのでいいでしょうか」
「もちろんお伝えします。でも，あなたの意見のほうが，私のものより大切だと思っています。ですから，私の意見をお伝えする前に，もっと多くのことを知りたいのです。それでよろしいでしょうか」

いよいよ意見を伝えるときには3つのA（和らげツール）を使いましょう

まず謝っておく：「私の考えがあなたを傷つけたり，失望させてしまうかもしれないので，それを謝っておきたいのです」

完璧ではないことを認める：「それに，私の意見は間違っているかもしれません。私はすべてを知っているわけではないのです」

意見を認め合う：「お互いの違いを認め合えたらいいと思います。あなたの考え方を尊重します。だから，私の意見も尊重してもらえればと思うんです」

LEAP
クイックスタートガイド

共感(Empathize)

戦略的に次の点に共感しましょう

妄想的な思い込み
病気ではないことを証明したいとの欲求
治療したくないという気持ち

体験を分かち合いましょう

一致(Agree)

- その人が感じている問題・症状についてのみ話し合いましょう
- 治療のメリット・デメリットをまとめましょう
- よく話を聞いて,その人が感じている利点を強調しましょう

意見を認め合いましょう

協力(Partner)

お互いに一致し,
共に取り組める目標に向かって前進しましょう

著者紹介

　Xavier Amador（ザビア・アマダー）博士は世界中で引っ張りだこの講演家，臨床心理士，ニューヨークにあるコロンビア大学ティーチャーズカレッジの教授，LEAP Instituteの所長であり，8つの本の著者でもあります。

　2010年には，Amador博士とLEAPプログラムがアメリカのPBSテレビ局のThis Emotional Lifeシリーズで取り上げられました。Amador博士は専門家としてToday Showのレギュラー出演者となり，そのほかにもABC局Good Morning America, Prime Time Live, CBS This Morning, NBC Nightly News, 60 Minutes, CNN, Dateline, ABC局World News Tonight, Fox News, The New York Times, The Wall Street Journal, USA Todayなど多数に特別のゲストとして出演しています。

　Amador博士は米国国立保健研究所（NIH）も含めて，多くの会社や政府機関でコンサルタントとして活動しています。

　彼が携わった司法ケースは，Unabomber，イラクの収容所で捕虜を虐待した陸軍上等兵Lynndie England, Elizabeth Smart誘拐事件，そして9.11の同時多発テロ事件に関与したとされるZacarias MoussaouiとRamsi bin al Shibh裁判などがあります。Amador博士は，個人，家族，カップルの治療に25年以上取り組んだ経験があります。彼はニューヨーク在住です。

　Amador博士は以前には，コロンビア大学医学部精神科教授，米国精神障害者家族会連合会（NAMI）の理事，NAMIの研究責任者，ニューヨーク州立精神医学研究所の心理部門の責任者でした。

　Amador博士には100以上の査読を経て発表した論文や20以上の言語に翻訳された多数の出版があります。

　「精神科医たちの聖書」と言われるDSM-IV-TR精神疾患の診断・統計マニュアルでは，統合失調症および他の精神病性障害の部分の共同編集委員として携わりました。

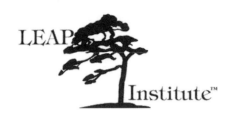

　LEAP®（傾聴-共感-一致-協力）は，易怒的だったり妄想がある人に対して，臨床に携わる者，家族，警官などの司法関係者がすぐに信頼を得られる方法を示しています。そこには精神的な病気を「否認」している人に，治療の受け入れや，あなたの要望に自発的に応じることを促すためのツールがあるのです。LEAPは次に示すことからXavier Amador博士が作ったのです。

・統合失調症と診断された彼の兄Henryに，処方薬の服用をなんとか納得してもらおうとした苦闘から得たこと。

・病識のない患者と共に現場で取り組んだ25年の臨床経験。

・何万人もの臨床家，家族，司法関係者に向けてLEAPのセミナーを何百回と行ってきた経験。

・NIMH，Stanley財団，米国精神医学会，NARSADから援助を受けて行ってきた25年間の臨床研究。

本書の初版『I Am Not Sick, I Don't Need Help!』が出版されてから，何千人もの人々が直接著者からや世界中にあるLEAP Instituteの支部で，LEAPを学んでいます。

**より詳しく知りたい方は，
以下のウェブサイトへアクセスしてください。**

www.LEAPInstitute.org

訳者あとがき

　本書の翻訳・出版に当たって，著者の Amador 先生と E メールでやりとりをしていたのですが，ある時，先生から LEAP Institute がニューヨークで開催している研修に参加してみてはどうかとの提案がありました。これが実現するまでにはなかなか大変だったのですが，北病院の仕事の合間を縫って 2016 年 1 月末に参加することにしました。この研修会はだいたい月 1 回あって，2 日間に渡って開催されており，参加者は 1 回あたり 5 組までという小規模なものです。そこでは LEAP の基本についての研修に加えて，極めて個別のケースの相談をする場としても活用されています。我々のような治療者であれば，LEAP の疑問点だけでなく，実際の臨床の中で困っていることを相談したり，当事者の家族であれば LEAP を学びながら，抱えている問題点に関して実践的アドバイスをもらったりもしているのです。

　LEAP Institute のオフィスはニューヨークのジョン・F・ケネディ国際空港からさらに車で 1 時間半ほど東へ向かった，Long Island 島の先にある Riverhead という街にありました。その辺りは自然豊かでとても静かな良い雰囲気の田舎町で，オフィスのすぐ裏には Peconick 川という大きな川が流れていました。私が研修を受けた時は，幸か不幸か直前の記録的な大雪のため，結局，私しか参加者がおらず，なんと Amador 先生と一日中マンツーマンで研修を受けることができました。先生はとても気さくで優しい方で，これまでに感じていた疑問や，

今後の展開などについて，詳しく相談できましたし，とても有意義なものとなりました。さらに先生のご家族と一緒に食事をする機会にも恵まれ，様々な資料や御著書を頂いたりもしました。Amador 先生は，現在も世界中を飛び回って活躍されていて，多忙な生活を送られているようでした。

　Amador 先生と話をしてみてわかったことですが，LEAP にはトレーニングマニュアルがあり，公認のトレーナーになるにはライセンス取得が必要とのことでした。トレーナーにはレベル1，レベル2という段階があるようです。そして日本人が LEAP Institute が主催する研修会に参加したこと自体，私が初めてのようで，もちろん LEAP トレーナーはまだ日本にはおりません。本書の翻訳を行う中で，若輩者の私としては色々と勉強をしましたが，日本でも LEAP などによって病識に乏しい方への取り組みを進めていくべきだと，強く決意した次第です。

　Amador 先生との連絡や本書の翻訳，刊行にあたっては，星和書店の石澤雄司社長，そして近藤達哉氏，太田正稔氏に本当にお世話になりました。また，本書の初版は江畑敬介先生，佐藤美奈子先生が翻訳され「私は病気ではない―治療をこばむ心病める人たち―」として星和書店から出版されました。今回の翻訳にあたり，これを参考にさせて頂きました。この場を借りて深く感謝したいと思います。

　　　　　2016 年 3 月　山梨県立北病院　精神科　八重樫穂高

● 訳者紹介

八重樫穂高（やえがし ほだか）

2011年、山梨大学医学部卒業。2011年より山梨県立中央病院初期臨床研修医、2013年より山梨県立北病院精神科後期臨床研修医。2016年より、山梨県立北病院精神科医師として勤務。ニューヨークにてXavier AmadorからLEAPのレクチャーを受ける。

藤井康男（ふじい やすお）

1977年、慶応義塾大学医学部卒業。1978年4月、山梨県立北病院に勤務。1985年9月、医学博士を授与。1985年8月〜1年間、フランス給費留学生としてバッサンス公立病院へ留学。2003年4月、山梨県立北病院院長に就任。現在に至る。慶應義塾大学医学部精神神経科客員教授。

病気じゃないからほっといて
―そんな人に治療を受け入れてもらうための新技法LEAP―

2016年5月20日　初版第1刷発行

著　　者　ザビア・アマダー
訳　　者　八重樫穂高　藤井康男
発行者　石　澤　雄　司
発行所　㈱星　和　書　店
　　　　〒168-0074　東京都杉並区上高井戸1-2-5
　　　　電話　03（3329）0031（営業部）／（3329）0033（編集部）
　　　　FAX　03（5374）7186（営業部）／（5374）7185（編集部）
　　　　URL　http://www.seiwa-pb.co.jp

Ⓒ 2016 星和書店　　Printed in Japan　　ISBN978-4-7911-0931-9

・本書に掲載する著作物の複製権・翻訳権・上映権・譲渡権・公衆送信権（送信可能化権を含む）は㈱星和書店が保有します。
・JCOPY 〈（社）出版者著作権管理機構 委託出版物〉
　本書の無断複写は著作権法上での例外を除き禁じられています。複写される場合は、そのつど事前に（社）出版者著作権管理機構（電話03-3513-6969、FAX 03-3513-6979、e-mail：info@jcopy.or.jp）の許諾を得てください。

初回エピソード精神病

[著] Kathy J Aitchison 他
[訳] 嶋田博之、藤井康男
四六判　200頁　2,600円

初回エピソード精神病の治療について包括的かつコンパクトにまとめ、適切な対処法をしめす必読の1冊。精神保健にかかわるすべてのひとびとに。

統合失調症の早期発見と認知療法

発症リスクの高い状態への治療的アプローチ

[著] P・フレンチ、A・P・モリソン
[訳] 松本和紀、宮腰哲生
A5判　196頁　2,600円

統合失調症を発症するリスクの高い人々への早期の介入方法として、認知療法が注目を集めている。豊富な事例をもとに認知療法による早期介入について解説した初のガイドライン。

発行：星和書店　http://www.seiwa-pb.co.jp　価格は本体(税別)です

統合失調症
100のQ&A

[著] リン・E・デリシ
[訳] 切刀 浩、堀 弘明
四六判　272頁　1,800円

統合失調症の患者や家族、医療従事者に向けて平易に書かれたQ&A方式の解説書。厳密な科学的データに基づき、統合失調症における医療環境の問題点・最新の研究を鋭く指摘。

統合失調症を悩まないで

家族がみつけた幸せへの道

[監修・著] 渡部和成
[著] 愛知みすみ会
四六判　160頁　1,500円

本書は、全国の統合失調症患者をもつ家族に「家族会に参加すると元気になれるんだ」というメッセージを伝える。集団家族心理教育を受ける家族と治療者が、幸せに暮らす秘訣を二人三脚で書き上げた。

発行：星和書店　http://www.seiwa-pb.co.jp　価格は本体(税別)です

統合失調症が秘密の扉をあけるまで

新しい治療法の発見は、一臨床家の研究から生まれた

[著] 糸川昌成（東京都医学総合研究所）
四六判　132頁　1,400円

カルボニルストレスの発見から著者は、統合失調症の新しい治療法にたどり着く。ピリドキサミンによる医師主導治験を開始し、驚くべき結果が。臨床と研究の二つの世界から統合失調症の解明に挑む。

精神病かな？と思ったときに読む本

認知行動療法リソース・ブック

[著] アンソニー・P・モリソン 他
[訳] 菊池安希子、佐藤美奈子
四六判　304頁　2,000円

「もしかして精神病」と思ったら？ 何が起きているかを理解し、回復への変化を起こす認知行動療法のやり方をステップごとに解説。ワークシートだけでなく診断にまつわる謎などの情報も満載！

発行：星和書店　http://www.seiwa-pb.co.jp　価格は本体(税別)です